Manfred A. Ullrich

Migräne und Trigeminusneuralgie erfolgreich behandeln

Allopathische und naturheilkundliche Therapien im Vergleich

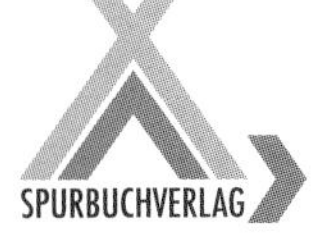

Manfred A. Ullrich

Migräne und Trigeminusneuralgie erfolgreich behandeln

Allopathische und naturheilkundliche Therapien im Vergleich

Bibliografische Information der Deutschen Nationalbibliothek
Die Deutsche Nationalbibliothek verzeichnet diese Publikation in der Deutschen Nationalbibliografie; detaillierte bibliografische Daten sind im Internet über http://dnb.dnb.de abrufbar.

1. Auflage, September 2014

Am Eichenhügel 4, 96148 Baunach
Ausführung: pth-mediaberatung GmbH, www.mediaberatung.de
Satz, Umschlag und Gestaltung: Lisa Rauschenbach
Fotos: Photostudio Arrenberg, Wuppertal-Barmen
ISBN 978-3-88778-425-6

Inhaltsverzeichnis

Gott, gib mir die Gelassenheit, Dinge hinzunehmen,
die ich nicht ändern kann,
den Mut, Dinge zu ändern, die ich ändern kann,
und die Weisheit, das eine vom anderen zu unterscheiden.

Reinhold Niebuhr

Vorwort

Oft stecken hinter erfolgreichen Therapien besondere Schicksale, Eingebungen und Zufälle. Wenn dieses Buch teilweise spannend, teils sachlich nüchtern und auch für den Laien verständlich beschreibt, wie viel handwerkliches Können, Ideen und Zeit zum Nachdenken notwendig ist, um eine solche erfolgreiche Therapie zu entwickeln, fragt man sich doch, „lohnt sich der Aufwand?".
Ich meine ja, der Aufwand lohnt sich, finanziell sicher nicht.

Chronische Krankheiten und akute Schmerzen sind das Metier des Naturheil-Therapeuten. Für die Schulmedizin sind chronische Krankheiten im Allgemeinen nur durch einen operativen Eingriff heilbar, wenn überhaupt. Ansonsten gelten diese Krankheiten als unheilbar.

Wer ist denn imstande, 90% aller Neurodermitiker, Psoriatiker, Migräniker, dem Trigeminus-Schmerzpatienten, die Gesundheit zurück zu geben? Sicherlich, lindern können viele, dafür gibt's Tausende von Medikamenten. Aber welche Medikamente aus der Chemie oder Naturheilmittelindustrie können wirklich heilen und nicht nur lindern?

Früher hielt ich viele Großveranstaltungen für naturheilkundliche Pharmafirmen ab. Als Referent einer süddeutschen Pharmafirma wurde mir nach 3drei-jähriger Tätigkeit gekündigt mit den Worten: „Herr Ullrich, sie sind ein Revoluzzer, wir brauchen gute Verordner, keine Therapeuten. Wir müssen uns trennen."

Der Chef einer norddeutschen Firma ließ mir mitteilen, dass ich das Wort „Colon-Hydro-Therapie" nicht mehr erwähnen dürfe, sonst müsse er mir kündigen. „Ein guter Behandler arbeitet mit Medikamenten und den Händen." Er hat am „Heilen" gar kein Interesse, sondern ist nur Kaufmann. Wir trennten uns. Auch für diese Firmen rangieren das Wohl der Firma und der Umsatz an erster Stelle. Das Wort Heilmittelindustrie ist wohl nur eine der vielen arglistigen Täuschungen.

Jeder Therapeut sollte ehrlich zu sich selbst sein und sich einmal fragen:

- Wann arbeitet ein Medikamentenhersteller wirtschaftlich mit Gewinn?
- Wie viel wird in Forschung neuer Medikamente investiert, wie wenig in Vorsorge und Gesunderhaltung?
- Sicher brauchen wir auch Medikamente für den Notfall, für die Übergangszeit bis zur Gesundung, manche auch bis zum Lebensende. Es wird operiert, produziert, verordnet, aber welche Firma investiert in Therapien, die aus kranken Menschen lebensfrohe und gesunde Menschen macht?
- Welche Pharmafirma verdient an wirklich heilenden oder gesunderhaltenden Therapien? Therapien, wie die Colon-Hydro-Therapie, haben keine Lobby.

Jeder Therapeut sollte sich fragen, ist der Weg des alleinigen Medikamenteverordnens wirklich und ausschließlich der richtige Weg? Begnügen wir uns mit der Linderung einer Erkrankung oder wollen wir wirklich Menschen helfen? Wer Menschen heilen könnte, aber doch nur lindert, handelt der nicht charakterlos? Jeder Therapeut hat die Pflicht, sich zu informieren. Danach sollte er auch den Patienten informieren, gleichgültig, ob die Kasse zahlt oder nicht.

Wer bringt den Arzt um sein tägliches Brot?
a) die Gesundheit
b) der Tod
Drum lässt er uns, damit er lange lebe,
immer etwas in der Schwebe
Eugen Roth

Migräne und Trigeminusneuralgie zählen zu den organischen Erkrankungen mit psychischen Komponenten und diversen Auslösern. Dieses Buch sollte Ihnen Erkenntnisse und die nötigen Informationen geben, um richtig reagieren zu können und den richtigen Behandler zu finden. Sie finden in diesem Buch die Behandlungsstrategien der schulmedizinischen Linderung und der häufig naturheilkundlichen Heilung. Hier trennen sich die Geister.

Wir sind alle keine Heiler, aber durch Information und Erfahrung können wir Therapeuten den Körper des Kranken so anregen, dass er sich selbst heilen kann. Wir sind eigentlich nur die „Pfadfinder". Dem Körper des chronisch Kranken und seinem Geist sollten wir die Hilfestellung geben, damit beide gesunden können. Und das geht nicht nur mit Arzneimittelgaben beim chronisch Kranken! Nur wenige Arzneimittel-Hersteller aus Chemie und Naturheilkunde verstehen, dass die Zukunft bei unserem immer teurer werdenden Gesundheitssystem im dauerhaften Erfolg liegt. Und dieser Erfolg tritt meist nur dann ein, wenn man die medikamentöse Behandlung mit einer erfolgversprechenden Therapie koppelt. Dieser Vorschlag stieß bisher bei allen Medikamentenherstellern, die ich kenne, auf taube Ohren. Sie betrachten uns erfolgreiche Therapeuten sogar als Gegner ihrer so gesponserten und umhegten Verordner.

Letztlich geht es zuerst einmal um den Patientenerfolg, und nicht nur um den geschäftlichen Erfolg der Hersteller. Ich habe immer noch die Hoffnung, dass unter den einflussreichen Chefs der Pharmafirmen die Polarisation und Verblendung zum Nutzen der Patienten beendet wird. Neuerdings versucht man im Rahmen der EG, den Berufsstand zu eliminieren oder Hilfsärzte aus uns zu machen (21.11.2010) mit Bachelor-Abschluss. Statt erfolgreiche Therapien zu übernehmen, sollen wir schulmedizinisch indoktiniert werden.

Einleitung

Es gibt etwa 160 Formen von Kopfschmerzen (nach der internationalen Klassifikation der Weltgesundheitsorganisation). Die Migräne und die Trigeminusneuralgie sind zwei davon. Die Migräne selbst tritt in etwa 20 Unterformen auf. Grob werden vier Kopfschmerzformen unterschieden: (Wobei der eine Kopfschmerz Auslöser des anderen sein kann)

- Die Migräne
- Der Cluster-Kopfschmerz
- Der Spannungskopfschmerz
- Die Trigeminusneuralgie

Was hat aber dieser extreme Gesichtsnerv-Schmerz, die Trigeminusneuralgie, mit Migräne, Tinnitus, Augenflimmern, mit Zahnschmerzen an Stellen wo es keine Zähne mehr gibt, usw. zu tun?

Die „Neue Schmerztherapie nach Ullrich" zeigt Ihnen, dass sich viele „Gelehrte" geirrt haben. Migräne ist eigentlich eine Sekundärerkrankung (Folgeerkrankung) mit Ursachen und Migräneauslöser. Trigeminusneuralgie und Migräne gehören zusammen wie Pech und Schwefel. Die meisten Theorien über die Entstehung und Heilung sind unserer Meinung nach falsch.

Es gibt 1.000 Therapien, aber nur eine richtige Diagnose. Damit steht und fällt jede Therapie.

Der Schmerz ist ein Warnsignal des Körpers, das etwas falsch läuft. Um Schlimmeres zu verhüten, warnt der Körper den Menschen mit Schmerzen. Jetzt setzt zuerst eine Schonhaltung ein. Aber sofort danach sollte das „Nachdenken" einsetzen. Mediziner, die Dauerschmerz oder häufige Schmerzen mit Schmerzmittel alleine therapieren, haben den Sinn der Krankheit nicht verstanden.

Beispiel:
Ein Auto verliert auf 100 km 1 Liter Öl. Der „Verordner" wird jetzt für die nächsten 10 Jahre alle 100 km 1 Liter Öl nachfüllen. Der „nachdenkliche" Autofahrer aber lässt bei nächster Gelegenheit die Zylinderkopfdichtungen im Motor seines Fahrzeugs erneuern.

Heilen heißt auch immer forschen. Nicht nur in den Universitäten oder in den Laboratorien der Chemie-Giganten, sondern in der eigenen, kleinen Praxis. Das passiert nicht in den drei Minuten, die man häufig für den Kassenpatienten erübrigt, sondern mit Nachdenken und später, wenn man erfolgreich nachgedacht hat, mit Überdenken. Dann wird probiert, getestet und bei Erfolg nachgebessert, wieder getestet, bis der langfristige Erfolg sich einstellt.

„Probieren geht über Studieren."

Wer heilt, hat recht. Es geht kein Weg dran vorbei.

80-90% der Trigeminusneuralgien und Migräneformen beseitigen wir dauerhaft mit neuen Therapien. Die restlichen 10-20% können wir aber auch dauerhaft lindern. Ausreißer gibt es nur ganz wenige.

Deshalb möchte ich auch den schulmedizinischen, konservativen Methoden Rechnung tragen und dieses Thema auch anschneiden. Das dient auch zur Aufklärung des Patienten-, und zum Therapievergleich. Andererseits kann der Patient auch durch Massage an den angegebenen Stellen die Beschwerden lindern.

International hat man den Schmerz so definiert:

Der Schmerz ist ein Erlebnis, eine seelische Empfindung, die vom Körper vermittelt wird. Dieses Schmerzempfinden entwickelt sich aus dem Zusammenspiel von Körper, Geist und Seele.

Schmerzen können sein:
- klopfend bei Entzündungen
- pochend bei Entzündungen
- ziehend bei Ischialgien
- kolikartig bei Magen- und Darmerkrankungen
- kneifend bei Vergiftung
- drückend bei Bluthochdruck im Kopf

- stechend bei Durchblutungsstörungen der Beine
- brennend bei Nervenschmerzen

Schmerzen sind also ein Warnsignal:
- Was mache ich falsch!
- Was muss ich verändern!
- Wo kann ich Hilfe erwarten?
- Wann tritt der Schmerz auf?
- Gibt es Unterschiede in der Schmerzstärke?
- Unter welchen Umständen tritt eine Besserung ein?

Im Körper verläuft alles logisch, wir müssen es nur erkennen, den „rote Faden" finden.

Heilen können wir Heilpraktiker aber nicht, wir können aber dem blockierten Körper den Weg zeigen, sich selbst zu heilen, und dabei die Blockaden, ob psychisch oder physisch, zu beseitigen. Dafür gibt es keine Wundertropfen. Aber auf Grund der Therapievielfalt in unserem Beruf und dem Erkennen der Ursachen, können wir hauptsächlich bei chronischen Krankheiten viel erreichen. Manchmal sind wir vom schnellen Erfolg überrascht, manchmal dauert es länger und wir müssen Therapiekombinationen einsetzen, wie z.B. bei der Migräne.

Die Trigeminusneuralgie

Was ist der Trigeminusnerv?

Der Trigeminus-Nerv ist ein Gesichtsnerv. Er beginnt oberhalb des Zentralen-Nerven-Systems im Hinterkopf (ZNS) und teilt sich in zwei Hälften. Nerven arbeiten ähnlich wie elektrische Leitungen. Eine Hälfte versorgt die rechte, die andere die linke Gesichtshälfte mit „Energie“ (Aktionspotential). Vor den Ohren teilen sich die beiden Hälften nochmals in je drei Nervenäste (Tri = Drei). Diese später in viele kleine „Nervenfasern“. Der jeweils obere Ast versorgt u. a. die Augen, Stirnhöhle, Kieferhöhlen usw., der mittlere Ast nerval den Oberkiefer, alle Zähne im Oberkieferbereich, Nasennebenhöhlen usw., der untere Ast den Unterkiefer mit den entsprechenden Zähnen.

Den oberen Ast nennt man Nervus ophtalmicus (V1). In diesem Bereich entstehen die meisten Störungen, etwa 40 %.
Den mittleren Ast nennt man Nervus maxillaris (V2). In diesem Bereich entstehen etwa 30 % aller Störungen.
Den unteren Ast nennen wir Nervus mandibularis (V3). Hier liegen etwa 15 % der Störungen.

Der Rest teilt sich auf in den Schmerzbefall von zwei oder drei Ästen gleichzeitig. Selten sind die Äste beider Gesichtshälften befallen. Aber auch das Schädeldach ist manchmal betroffen.

Definition der Trigeminusneuralgie

Die Trigeminusneuralgie definiert man als plötzlich einschießenden, heftigen brennenden elektrisierenden und stechenden Schmerz.

Wo: Im Versorgungsgebiet eines oder mehrerer Äste, rechts oder links oder beidseitig im Gesicht. Der Extremschmerz hält Sekunden bis maximal zwei Minuten an, selten aber auch Stunden und Tage, Monate und Jahre.

Wann: Meist treten sie spontan auf ohne Vorwarnung, aus heiterem Himmel, urplötzlich. Häufig beginnen sie aber auch durch Setzen eines Reizes im jeweiligen Versorgungsgebiet des Nervenastes.

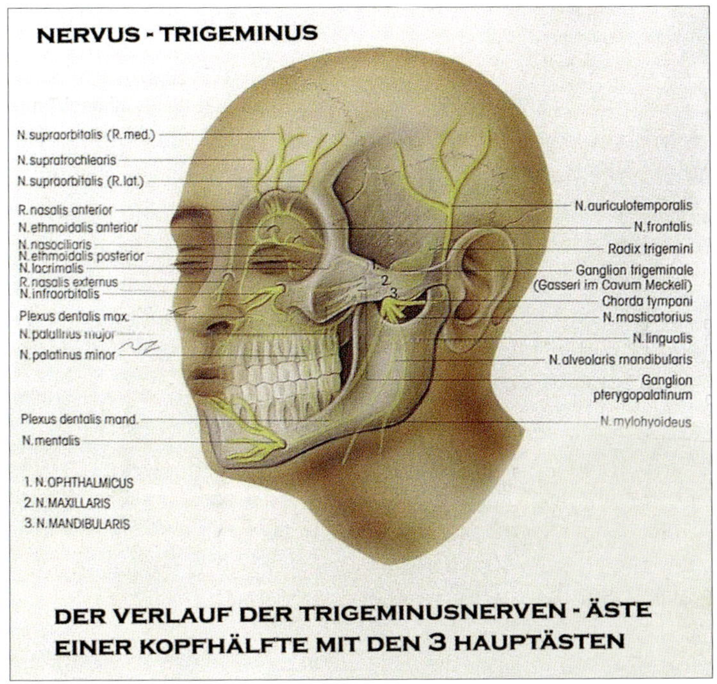

Reize können sein:
Beißen auf eine Zahnprothese, Krone, Zahnfüllung, durch kauen, beißen, sprechen, Gesichtsmimik, Zähne putzen, aber auch durch kalten Wind, Zugluft, Fahrtwind, Berührung der neuralgischen Stelle, Sonnenbrand, äußerliche Verletzung, zahnärztliche Behandlung oder Nacken- und Schulterverspannungen.

Seltene Reize können sein:
Multiple Sklerose (2 %) oder bei raumfordernden Tumoren und Metastasen im Bereich des Hirnstammes. Hier ist immer auch eine klinische Abklärung notwendig, selbst bei geringstem Verdacht. Migräne schließt häufig ein Trigeminusproblem mit ein.

Wir unterscheiden zwei Formen von Trigeminusneuralgien, nämlich die idiopathische und die symptomatische Form.
Idiopathisch heißt: Ursache unbekannt und nicht ermittelbar.
Symptomatisch heißt: typische Symptome, wobei die Ursache oft auch unbekannt ist.

Bei der idiopathischen Form ist der Patient zwischen den Schmerzattacken vollständig schmerzfrei. Bei der symptomatischen Form liegen leichte Schmerzen zwischen den plötzlichen Schmerzattacken mehr oder weniger ständig vor. Der Patient verspürt immer ein leichtes Ziehen im Bereich des betroffenen Astes. Bei der idiopathischen Form liegt im Allgemeinen ein pathologischer Kontakt zwischen den sensiblen Fasern der Gehirnhaut oder den Gefäßen vor, ähnlich wie bei der Migräne. Sicher ist auch ein Kontakt mit dem ZNS, dem zentralen Nervensystem und/oder Verspannungen im Nacken.

Das Gehirn selbst verursacht nie Schmerzen!

Beginn der Trigeminusneuralgie:

Meist ab dem 35. Lebensjahr.
ca. 30% der Betroffenen haben nur eine Attackenserie in Ihrem Leben.
ca. 30% haben drei oder mehr Attackenserien in ihrem Leben.
ca. 40% haben ein ständiges Ziehen in den jeweiligen Gesichtsbereichen, unterbrochen von häufigen oder gelegentlichen Attacken.

Meistens ist der Verlauf der Schmerzattacken progredient (sich steigernd). Die jährliche Häufigkeit (Inzidenz) liegt laut „Deutscher Gesellschaft für Neurologie" bei 3,4 pro 100.000 Männern und bei 5,9 pro 100.000 Frauen. Diese Zahlen sind allerdings mit Sicherheit absolut unrealistisch, wie die Zahlen in meiner Praxis zeigen. Sie liegen wahrscheinlich 100x höher.

Diese Annahme ist wahrscheinlich, denn die meisten Beschwerden zeigen sich nicht als extremer Schmerz, sondern als:

- einseitiges Druckgefühl im Kopf
- ständige Polypenbildung in der Nase
- Brennen auf einer Gesichtshälfte
- klopfender einseitiger Kopfschmerz im Ohrbereich
- Tinnitus
- Stirnkopfschmerz
- Schmerz im Bereich der Augen, einseitiger Augendruck, usw.

Viele Kopfbeschwerden werden dem Trigeminus-Nerv einfach nicht zugerechnet. Auch in der Schulmedizin nicht. Wenn wir dann den Trigeminus-Nerv behandeln, verschwinden die verschiedensten Kopfprobleme. Viele Betroffene gehen direkt zum Naturheil-Therapeuten, ohne vorher den Arzt zu frequentieren, um sich naturheilkundlich behandeln zu lassen. Sie sind es leid, ständig Schmerzmittel einzunehmen, auf den Anfall zu warten oder auch, um nicht Stunden unter Schmerzen im Wartezimmer zu verbringen.

Schmerzcharakteristika für die typischen Trigeminusneuralgien

Da der informierte Patient wissen sollte, ob es sich um eine Trigeminusneuralgie handelt oder nicht, möchte ich die charakteristischen Eigenschaften vorstellen. Der Schmerz sollte von den 7 angegebenen Eigenschaften mindestens 6 aufweisen:

- Plötzlich auftretende Schmerzattacken von Sekunden bis Tage oder ständig im Gesicht
- Schmerzen entlang eines oder mehrerer Trigeminus-Äste
- Extremschmerz im Gesicht, meist halbseitig
- Der Schmerz ist plötzlich einsetzend, brennend, intensiv, oberflächlich, einschließend und von stechendem, elektrisierendem Charakter
- Ausgelöst wird der Schmerz durch waschen, essen, Zähne putzen, Fahrtwind, Zugluft, Kälte, Verspannungen.
- Vollständige Beschwerdefreiheit, eventuell ständig leichtes Ziehen zwischen den Schmerzintervallen
- Ausschluss anderer neurologischer Symptome und Ursachen des Gesichtsschmerzes

Kurzgefasste Pathophysiologie

Nach genauester Untersuchung bestehen fast immer, bei der symptomatischen Form, sowie bei der idiopathischen Form, pathologische Nerven-Gefäß-Kontakte. Deshalb ist nach meiner Meinung die schulmedizinische Unterscheidung zwischen beiden Formen überflüssig.

1. Der häufigste pathologische Kontakt ergibt sich aus der Kompression mit der Artheria cerebelli superior. Sie liegt am Hinterkopf weit oben. Seltener sind die pontinen Venen (Pons, der Brückenwinkel) und die unteren Gefäße betroffen. Ursache sind entweder Demyelinisierungen oder Pulsationen. (Myelinscheiden sind die Außenhüllen der Nerven. Sie scheuern sich ab. Es kommt zum „Kurzschluss". Ähnlich einer elektrischen Leitung. Hier entspricht die Ummantelung des Elektrokabels den Myelinscheiden,)".
2. Bei der multiplen Sklerose werden diese Myelinscheiden durch Viren zerstört. Deshalb die Trigeminusneuralgien bei dieser Krankheit.
3. Teilweise nimmt man auch Übertragungsstörungen im synaptischen Bereich an, also einfach Störungen im Leitungsbereich durch z.B. zu wenig Neurotransmitter.
4. Raumforderungen durch Tumore können ebenso zu einem „Abscheuern und Druck" auf das Nervensystem führen, z.B. Aneurysmen, Neurome usw. Durch die Gefäßpulsation kommt es zum „Abreiben" der Myelinscheiden.
5. Die häufigste Ursache ist der Druck von Blutgefäßen auf den Trigeminus-Nerv und/oder Verspannungen im Nacken.

Klinische Untersuchung

- Feststellen, handelt es sich um eine Trigeminusneuralgie oder nicht, durch Anamnese, also durch Befragung des Patienten.
- MRT, Magnet-Resonanz-Kernspintographie zum Ausschluss von Tumoren und zum Nachweis eines krankhaften Gefäß-Nerv-Kontaktes.
- eventuell eine CT (Computer-Tomographie) bei außergewöhnlichen Symptomen oder sehr jungen Menschen.
- Ausschluss einer Multiplen Sklerose bei Menschen unter 50 Jahren.

- Nachfrage, bzw. Röntgenaufnahme durch Hals-Nasen-Ohren-Arzt, Zahnarzt oder Kieferchirurgen.

Die schulmedizinische, medikamentöse Therapie

Hier lacht das Herz des Chemikers. „Keine Wirkung ohne Nebenwirkung!" Das gilt für alle Medikamente, die Schmerzen bekämpfen. Die optimale Dosierung ist sehr schwierig aufgrund der Kürze und Seltenheit des Anfalls. Gängige Medikamente sind folgende:

Wirkstoff	Präparatenamen
Carbamazepin	Sirtal, Tegretal, Timonil
Baclofen	Lioresal, Lebic
Phenotoin	Epanutin, Phenhydan, Zentropil
Lamotrigin	Lamictal
Gapapentin	Neurontin
Misoprostol	Cytotec
Pimozid	Orap
Oxarbazepin	Trileptal, Timox
Topiramat	Topamax
Valproinsäure	Ergenyl, Convulex, Leptilan, Carbostesin

Interessant sind die gängigen Nebenwirkungen, die von Medikament zu Medikament etwas variieren:

- Allergischer Hautausschlag
- Schwindel
- Gangunsicherheit, keine Fahrerlaubnis!
- Übelkeit
- Müdigkeit
- Zahnfleischwucherungen
- Anstieg der Leberwerte (Vergiftung)
- Vermännlichung mit starker Behaarung
- Blutbildveränderungen
- Gewichtszunahme
- Schlaflosigkeit
- Magen-, Zwölffingerdarmgeschwür, iatrogene Gastritis

- Durchfall
- Gewichtsverlust
- psychomotorische Verlangsamung aller Bewegungen
- Ängstlichkeit
- Sprachstörungen

Diese Nebenwirkungen können je nach Tablettentyp, auftreten, müssen aber nicht.

Die chirurgische Behandlung in der Schulmedizin

Lt. Deutsche Gesellschaft für Neurologie: Wenn die medikamentöse Behandlung nicht anschlägt oder die Nebenwirkungen zu groß sind, versucht man es invasiv, sprich operativ. Dabei wird das Durchtrennen des Nerves nicht mehr durchgeführt. Es gibt hier mehrere Verfahren. Dabei besteht allerdings immer die Gefahr einer Hirnhautentzündung, Gesichtslähmungen, Parästhesien (Gefühllosigkeit des entsprechenden Gesichtsteils). **Man unterscheidet grob 3 verschiedene Verfahren:**

Mikrovaskuläre Dekompression
Im Volksmund wird diese Operation auch „Polsterung" genannt. Wenn der Trigeminusnerv Kontakt zur Arteria cerebelli oder Venen hat, wird dieser Kontakt durch Zwischenfügen von Kunststoff, oft Teflon, unterbunden. Die Erfolgsquote, Schmerzfreiheit oder starke Linderung liegt angeblich bei ~ 80 %.
Bei einem Großversuch stellte man fest: Nach 10 Jahren liegt die Erfolgsquote nur noch bei ~ 67 %. (Heilung und Linderung). Die Komplikationen nach der Operation lagen bei 3,6-34 %. Gefühllosigkeit im Gebiet des betroffenen Trigeminusastes lag bei 3-29 % und Taubheit auf einem Ohr bei 0-19 % vor, die Todesrate lag bei 0,5 %.
Alle die unterschiedlichen Prozentangaben ergaben sich aus dem Ergebnis verschiedener Patientengruppen bzw. Versuchsgruppen.

Percutane Verfahren (percutan = durch die Haut)
Alles das, sind nervenschädigende Verfahren. Die Therapie wird von außen durch die Haut hindurch, durchgeführt. Hier wird der Trigemi-

nusnerv entweder durch Hitze (thermisch), durch wasserfreies Glyzerin (chemisch) oder Ballonkompression (mechanisch) geschädigt.
Die Rezidivrate nach 10-14 Jahren liegt bei 25%. Nach meinen Erfahrungen allerdings wesentlich höher. Bei der chemischen Behandlung durch wasserfreies Glyzerin liegt die Schmerzfreiheit oft nur bei einem halben Jahr. Danach ist der Nerv allerdings naturheilkundig selten erfolgreich therapierbar.

Radiochirurgische Behandlung
Bei dieser Methode liegt der Anfangserfolg bei 85,6% und sinkt nach 33 Monaten auf 75,4% ab. In 10% aller Fälle muss mit Gefühlsstörungen im jeweiligen Trigeminus-Ast-Bereich gerechnet werden. Langzeitergebnisse liegen nicht vor. Die Rezidivrate liegt wesentlich höher als bei percutanen Verfahren.

Teilweise wurden die Zahlen und Texte von der „Deutschen Gesellschaft für Neurologie" übernommen und von mir für den Leser verständlich übersetzt. Nur der informierte Patient kann wirklich und endgültig entscheiden, welches Verfahren für ihn das Beste ist. Entweder die diversen schulmedizinischen, das naturheilkundliche Verfahren, das ich anbiete oder eventuell auch die Kombination der beiden. Das alles sollte der aufgeklärte Patient wissen, um eine Entscheidung für sich treffen zu können.

Wir haben jetzt recht viele Trigeminus-Patienten, die mehr oder weniger erfolgreich naturheilkundlich behandelt wurden. Dabei stellten wir immer wieder fest, dass ca. 80% aller Trigeminusprobleme auf zahnärztliche Behandlungen zurückzuführen sind. Zu jedem Zahn führt eine kaum sichtbare Wurzel des Trigeminusnerves. Durch Implantate, Wurzelbehandlungen, Einsetzen von Titanstiften in den Kieferknochen usw. kommt es häufig zu Verletzungen des Nervs, Druck auf den Nerv u.a. Selten ist die durch bildgebende Verfahren nachzuweisen. Auch dem Zahnarzt ist kein Vorwurf zu machen. Er sieht den Nerv einfach nicht. Der Nerv ist zu dünn.

Deshalb ist vom Therapeuten immer nachzufragen:
- Wann war der letzte Zahnarztbesuch?
- Was ist damals durchgeführt worden?
- An welchem Zahn der Trigeminusschmerz immer wieder auftaucht?
- Röntgen des Zahns ist meist sinnlos.
- Hier muss eventuell nur auf Verdacht der betreffende Zahn anders saniert oder sogar entfernt werden.

In meiner Praxis sammeln sich natürlich auch die „Reklamationen“. Patienten, denen in der Klinik der Nerv durchtrennt worden war. Feine Nervenwurzeln verbinden natürlich immer noch die beiden Enden des Hauptnervs. Die Schmerzen sind natürlich nicht weg, dafür ist das Ganze jetzt wesentlich schwieriger zu behandeln. Häufig wird einseitig der ganze Nerv zerstört, damit verschwindet einseitig jegliche Gesichtsmimik. Das Leben wird nicht leichter. Bei vielen Patienten hält die Schmerzfreiheit nach Einsetzen des Teflon-Plättchens nur ein halbes Jahr an. Danach ist wieder alles beim Alten. Seltener klagen Patienten nach der Operation über eine drastische Verschlechterung mit vermehrten Schmerzen. Ist es nicht natürlich, dass der informierte Patient dann vorher den Naturheil-Therapeuten aufsucht?

Die große Gefahr beim Misserfolg der schulmedizinischen Behandlung ist die, dass die alten Beschwerden wieder da sind, aber die durch die Operation entstandenen neuen Schäden irreparabel sind und neu dazu kommen. Durch die operative Behandlung entstehen bei Misserfolg größere langlebige Schäden, bei der naturheilkundlichen nicht. Die sichere, ungefährliche und keine Schäden verursachende Methode ist also die Naturheilkunde.

Der andere Weg zum Therapieerfolg

1994 wurde von mir die „Neue Schmerztherapie“ entdeckt. Die von mir gefundene und über Jahre ausgeführte Therapie hat keine langfristigen Nebenwirkungen. Wenn, sind sie nur kurzfristig, 1-3 Tage und nie bleibend. Im Gegensatz zu schulmedizinischen Behandlung, die im Falle der Trigeminusneuralgie nicht oder nur selten versucht, die Ursache zu behandeln, ist unsere naturheilkundliche Therapie eine reine Ursachenbehandlung. Häufig wird ein Mediziner mit einbezogen, denn der Heilpraktiker darf die Zähne nicht untersuchen und behandeln. Die Erfolgsquote unserer Behandlung liegt bei ca. 90 %, in anderen Fällen können wir Beschwerden stark lindern. Obwohl das erste Buch über diese Behandlung schon 2003 erschien, ist diese Methode nur von wenigen Therapeuten angenommen worden, denn die Behandlung erfordert das Wissen um die „Neue Schmerztherapie nach Ullrich" (NSTU) und deren Anwendung. Der Trend geht zum schnellen Geld, ohne in Wissen, Zeit und Geräte zu investieren.

Jahrelang hatte ich mich vorher mit der „Neuen punktuellen Schmerztherapie nach Siener" und der „Rheumatherapie nach Professor Dr. Brügger", der Akupunktur und der Neuraltherapie beschäftigt. Irgendwann entstand eine neue Therapie. Sie hatte nichts mit Akupressur, Fußreflexzonenmassage, Akupunktur oder anderen Therapien gemeinsam. Ich unterschied damals noch die Falten-Therapie und die Lymph-Therapie. Die Kombination beider Therapien war frappierend. Seit dieser Zeit wurden angeborene und erworbene Lipödeme bei Frauen, Restless-Legs-Syndrom, chronische Knie-, Rücken- und teilweise Gelenkschmerzen nebst Knorpelschäden erfolgreich behandelt. Und die Entwicklung ging weiter. Seit 1998 wurden mit der „Neuen Schmerztherapie" viele Kopfprobleme mit Erfolg behandelt. Es fiel mir damals wie Schuppen von den Augen. Die Tür war zu. Ich bekam den Schlüssel in die Hand, öffnete damit die Tür und ein ganz neues Betätigungsfeld tat sich vor mir auf.

Die Kunst des Heilens besteht nicht im Verordnen von allopathischen und Naturheil-Medikamenten oder im Operieren, sondern es ist mehr. Die Kunst des Heilens besteht darin, bei geringster Belastung für den Patienten, möglichst ohne Nebenwirkungen und bleibenden Schäden, den größtmöglichen Heilerfolg zu erzielen. Heilen muss sich der Körper selbst. Das gilt hauptsächlich für fast alle chronischen Krankheiten. Wir haben den Lehrsatz aufgestellt:

Chronische Krankheiten sind ohne Operation unheilbare Krankheiten, nur akute Krankheiten sind heilbar. Wenn ich eine chronische Krankheit heilen will, dann nur über den Akut-Zustand.

Was heißt das? Die Trigeminusneuralgie wird im Allgemeinen nach einiger Zeit immer chronisch und damit ohne Operation für die Schulmedizin „unheilbar“. Durch die „Neue Schmerztherapie nach Ullrich“, wird der Zustand 1x, 2x, oder 3x akut. Und das jeweils nach der 1. oder 2. Behandlung. Damit muss jeder Patient rechnen und das auch akzeptieren. Mit der Behandlung danach, also 1 Tag später, verschwindet sofort nach der Behandlung, teilweise auch schon während der Behandlung, die Verschlimmerung, bzw. Akut-Zustand und innerhalb von Sekunden geht es dem Patienten wesentlich besser. Voraussetzung ist immer eine über das Normalmaß hinausgehende kieferorthopädische Zahn- und Kieferuntersuchung.

Mein Schlüsselerlebnis

1998 frequentierte mich eine 36 Jahre alte Patientin. Sportlich, schlank, blond, eine hübsche Erscheinung. Sie arbeitete in einer Bank und ist aufgrund der Trigeminusneuralgie schon oft krankgeschrieben worden. Sie hatte Angst um ihren Arbeitsplatz. Ihre Frage, ob ich die Neuralgie mit ihren wahnsinnig machenden Schmerzen beseitigen könne, beantwortete ich damals folgendermaßen: „Wir haben eine neue Schmerztherapie entwickelt. Theoretisch müsste es funktionieren. Wenn Sie bereit sind, Samstagvormittag wieder zu kommen, sich ganz frei zu machen und 3 Stunden Zeit mitbringen, mache ich mich an die Arbeit“. „Okay“ antwortete sie.

Am Samstagvormittag kontrollierte ich die wahrscheinlichen Therapiepunkte ab. Nach einer halben Stunde hatte ich sie gefunden. Minuten später war sie schmerzfrei. Sie hatte einen Trigeminus-Dauerschmerz gehabt. Die Behandlung wurde noch 5x durchgeführt. Nach der 1. Behandlung kam 6 Stunden später die obligatorische Akutphase. Nach der 2. Behandlung war die Phase sofort vorbei, ihr ging es nach jeder Behandlung besser. Ein halbes Jahr später musste sie wegen einer Zahnbehandlung zum Zahnarzt. Wieder meldete sich der Trigeminusschmerz. Nach 3 weiteren Behandlungen war der Schmerz wie weggeblasen und blieb es auch. Typisch für den Zusammenhang zu den Zähnen.

Der Schmerzverlauf

Man muss sich den Verlauf folgendermaßen vorstellen: Anfangs ist der Schmerz völlig verschwunden, dann kommt er langsam wieder, aber nicht mehr so stark wie vorher, nach jeder Behandlung wird der Akutschmerz schwächer, bis er entweder ganz verschwunden ist oder nur noch ein Restschmerz übrig bleibt. Das gilt gleichermaßen für die plötzlich auftretenden Attacken, sowie den Dauerschmerz auf hohem und niedrigerem Niveau. Selten kommt es vor, dass danach noch Patienten sehr niedrig dosiert allopathische Schmerzmittel nehmen müssen.

Da diese Behandlungsmethode noch sehr jung ist, kann über Langzeitrezidive über 16 Jahre hinaus nichts konkretes ausgesagt werden. Auch wurden von mir noch keine Multiple-Sklerose-Patienten mit Trigeminusneuralgie behandelt.
Die schubförmige Form der MS wird allerdings erfolgreich mit Colon-Hydro-Therapie und Interferon therapiert. Der Abbau der Myelinscheiden hört auf, ist gestoppt und es tritt eine Bewegungsverbesserung von 10-20% ein. Möglicherweise wird die Trigeminusneuralgie damit auch verbessert oder beseitigt. Die schleichende Form der MS konnten wir bisher leider nicht beeinflussen.

Die ersten 3 Behandlungen finden täglich statt, die nächsten Behandlungen immer jeweils nach 2 oder 3 Tagen.

Die Behandlung beginnt, ~6 Stunden geht es dem Patienten wesentlich besser, danach tritt langsam die Verschlimmerungsphase ein.

Die Schmerzintensität ist zu diesem Zeitpunkt am höchsten. Nach jeder erneuten Behandlung tritt eine schlagartige Verbesserung ein. Danach nimmt der Schmerz wieder zu, aber er ist schwächer als vorher. Im Allgemeinen ist er nach 6-12 Behandlungen gänzlich verschwunden. Restschmerzen von wenigen Prozent können bleiben, wenn in der Vorbehandlung operativ oder invasiv der Nerv geschädigt oder verletzt worden ist. Immer werden nach und nach:

- Schmerzintensität im Anfall,
- Anfallhäufigkeit und
- Intensität des Dauerschmerzes

mehr oder weniger stark reduziert.

Von 30 behandelten Probanden bis zum Jahr 2003 war die Erfolgsquote folgendermaßen verteilt:
28 Patienten völlig schmerzfrei, teilweise seit Jahren
1 Patientin fast gänzlich schmerzfrei.
Besserung der Schmerzintensität: 90%

Der Nerv war früher schon mit Glyzerin behandelt worden. Möglicherweise muss nach postoperativen Rezidiven (Rückfällen) mit einer erhöhten Behandlungshäufigkeit gerechnet werden. 1 Patientin nimmt zusätzlich Neuroleptika, allerdings in relativ niedriger Dosierung. Hier handelt es sich um einen Therapieabbruch nach sieben Behandlungen.

Bei den Behandelten handelte es sich um 28 Frauen, und 2 Männer im Alter von 36 bis 76 Jahren. Die kürzeste Behandlungshäufigkeit lag bei 3x, die längste bei 32 Behandlungsintervallen.

Die Therapie der Trigeminusneuralgie entspricht oft der Migränetherapie. Deshalb soll jetzt die Migräne durchgesprochen werden.

Die Migräne

Die Migräne ist so alt wie der Mensch selbst. Bis zum 17. Jahrhundert meißelten oder bohrten Mediziner den Migränikern Löcher ins Schädeldach. Archäologische Funde belegen, dass rund 50% der Gefolterten überlebten.

Der griechische Arzt Hippokrates definierte 400 vor Christus die Migräneaura als Dämpfe, die vom Magen in den Kopf steigen. Im Jahre 200 v.Ch. unterschied Auretais die Halbseitigmigräne mit Übelkeit, Schwitzen und Erbrechen von anderen Kopfschmerzformen. Gatenos sah die Ursache der Migräne als das Auslaufen von agressiver, gelber Galle. Thomas Willis fand 1664 eine Beteiligung von Arterien heraus. 1884 fand William H. Tompson heraus, dass ein Extrakt aus dem Mutterkorn (Ergotamin) tatsächlich hilft. Mit der Entdeckung des Wirkmechanismus von Ergotamin, das Arthus Stoll als erster Arzt isolierte, kam es zur Entwicklung der Triptane.
Wenn man bedenkt, dass Mediziner noch im späten Mittelalter Blausäureverbindungen, Fingerhut, Quecksilber und andere abstruse Gifte verwendeten, hat sich doch viel verändert.

In diesem Buch gebe ich meine Erfahrungen wieder, die sicher nicht der konventionellen Pillen-Therapie entsprechen. Und das ist gut so. Wir Heilpraktiker und Naturheil-Therapeuten müssen ohne verschreibungspflichtige Medikamente auskommen. Das zwingt uns dazu, neue Wege zu beschreiten, neue Wege zur Ursachenfindung und neue Wege zur Findung der Ursachen-Therapie.

Habe ich nun die erfolgreiche Therapie bei Migräne gefunden, kann ich die Ursache schon eingrenzen oder stark vermuten. Das mache ich in diesem Buch. Wir können nicht 100% den wissenschaftlichen Weg der Migräne nachweisen und erklären, aber wir bieten eine höchst erfolgreiche Lösung an. Da bei Therapien keine Doppel-Blindstudien mit Placebas möglich sind, können wir nur vergleichen.

So haben wir in den letzten 10 Jahren folgendes festgestellt:

Es gibt 3 Migräneursachen, bzw. Auslöser:

- eine neurovaskuläre Ursache (Nerven-Gefäße).
- eine allergische oder pseudoallergische Ursache (Pseudoallergie durch Histamin und/oder Thyramin).
- Migräne cervicale. Es handelt sich hier um ein atraumatisches Halswirbelsyndrom, durch Druck auf oder Beschädigung von Nerven. Es entsteht ein Druckgefühl in den Augen, Schwindel, Gleichgewichtsstörungen, Augenflimmern und andere Störungen. Sie ist durch die „Neue Schmerztherapie nach Ullrich" alleine heilbar. Typisch, die Migräne nach einem Schleudertrauma.

Meist treten diese Probleme gekoppelt auf.

Leidensdruck

Der Migränepatient lebt immer in Angst vor dem Migräneanfall. Manchmal bemerkt der Patient am Flimmern vor den Augen, an der unendlichen Müdigkeit, an der extremen Reizbarkeit, an Lichtreflexen, kurz an der „Aura" den bevorstehenden Anfall. Manchmal lebt er lange vor der Regel schon in Angst vor der garantiert auch einsetzenden Menstruations-Migräne. Manchmal verkrampft er sich schon innerlich, wenn das Wochenende naht. Die Wochenendmigräne lässt nicht auf sich warten. Manchmal haben Kinder Angst vor der Schule. Jede Minute kann unverhofft die Migräne ausbrechen.
Die Migräne, ein Presslufthammer dröhnt im Kopf. Der Schmerz trifft den Patienten wie eine Explosion mit Blitz und Donner. Der ganze Kopf dröhnt wie ein Trommelstackato. Und nun das Wissen, es kann nach zwei Stunden vorbei sein, aber bei mir sicherlich erst nach drei Tagen.

Übelkeit, Schmerz, die Unfähigkeit, eine Arbeit weiterzuführen. Die dunkle Seite des Lebens beginnt. Bloß kein Licht, keine Geräusche! Hoffentlich muss ich gleich Erbrechen, meist werden die Schmerzen dann erträglicher. Ausgeschlossen vom täglichen Leben vegetieren diese Patienten drei Tage in abgedunkelten Räumen, mit geschlossenen Fenstern, ohne Unterhaltung. Jede Störung verursacht erneute Pein. Man geht zum Arzt, bekommt Medikamente, die lindern. Aber

warum kann er nicht heilen? Alle Blutwerte sind in Ordnung. Der Patient sieht keine Hoffnung, kein Licht am Ende des Tunnels. Viele wechseln jetzt den Arzt und wieder neue Medikamente. Man besucht die Schmerzklinik, wieder andere Medikamente.
Und wieder nur verordnen, statt therapieren. Irgendwann fängt auch der Patient an zu denken. Die Arztgläubigkeit nimmt ab, andere unkonventionelle Wege werden gesucht. Irgendwann findet der Suchende seinen Therapeuten und seine Therapie. In der Colon-Hydro-Therapie, Akupunktur, Neuen Schmerztherapie, Hochpotenz- Homöopathie, Bioresonanz-Therapie, Nichtinvasive Induktionstherapie und anderen Behandlungen.

Es gibt 2 Sorten von Patienten:
Der eine Patient sagt zum Therapeuten: „Hier hast du meine Krankheit, beschäftige dich damit, dafür bezahlt dich die Krankenkasse.“
Der andere Patient fragt: „Was kann ich tun, um gesund zu werden, Herr Doktor?“
Immer mehr Schulmediziner verlassen sich nicht mehr allein auf die konventionelle Medikamenten-Therapie, sondern versuchen auch alte, gewachsene Therapien in ihr Behandlungskonzept einzubringen. Im Verband der Freien Colon-Hydro-Therapeuten sind Schulmediziner und Heilpraktiker Mitglied. Vor diesen Schulmedizinern habe ich größte Achtung.

Differenzierung

Die Ursachen vieler Kopfschmerzformen ist offiziell bis heute ungeklärt. Das Gehirn selbst enthält keine Schmerzrezeptoren, verursacht also keine Schmerzen. Schmerzen können also nur von:
- der Gehirnhaut,
- dem Gefäßsystem oder
- den Nerven ausgehen.

Zu unterscheiden von der echten Migräne sind der Spannungskopfschmerz und der Clusterkopfschmerz (Cluster = Haufen. Dieser Schmerz tritt häufig und „gebündelt“ auf).

Der Vergleich zeigt die Unterschiede:

1. Häufigkeit der Anfälle

Migräne	1-4 x Monat
Spannungsschmerz	täglich bis 8 x pro Monat
Clusterschmerz	gehäuft wöchentlich bis monatlich

2. Schmerzdauer

Migräne	2 h-3 Tage
Spannungsschmerz	Stunden bis Tage
Clusterschmerz	konstant

3. Lokalisation

Migräne	meist einseitig im Schläfenbereich, Augen- und Stirnbereich
Spannungsschmerz	im gesamten Kopfbereich, Stirn- und Schulterbereich, gleichmäßig verteilt
Clusterschmerz	ein- oder beidseitig im Augen- und Schläfenbereich

4. Schmerzcharakter

Migräne	hämmernd, stechend, pulsierend
Spannungsschmerz	drückend, ein Band wird um den Kopf gezogen
Clusterschmerz	pulsierend und stechend dumpf

5. Begleiterscheinungen

Migräne	Erbrechen, Lärm-, Geruch- und Lichtempfindlichkeit
Spannungsschmerz	laufende Nase, Tränenfluss
Clusterschmerz	laufende Nase, Augentränen, hängen eines Augenlides

6. Reaktionen

Migräne	Bettruhe und Dunkelheit
Spannungsschmerz	keine
Clusterschmerz	keine

Der Spannungskopfschmerz

ist die häufigste Kopfschmerzform überhaupt. Er ist den meisten Menschen bekannt. Am häufigsten sind Frauen im Alter zwischen 30 und 50 Jahren betroffen.
Diese Schmerzen sind immer beidseitig, dumpf, vom Genick bis zum Schädeldach und in die Stirn spürbar. Die Schmerzen setzen irgendwann im Laufe des Tages ein. Die Patienten verspüren einen Kopfdruck als ob ein Ring um den Kopf enger gezogen wird. Es fehlt der pulsierende und pochende Schmerz der Migräne. Begleitsymptome sind Verspannung oder Unwohlsein. Der Schmerz hält Stunden, seltener Tage, an. Manchmal wird er zum Dauerkopfschmerz. Der Spannungskopfschmerz tritt nie nachts und selten am frühen Morgen auf. Es gibt keine Migränetypische Aura und der Schmerz beginnt ganz allmählich. Diese Schmerzform tritt im Allgemeinen erst nach dem 30. Lebensjahr auf, die Migräne meist wesentlich früher.
Das hilfreiche und empfehlenswerte Medikament:
Petadolex, Fa. Weber + Weber. ASS-Ratiopharm

Wir haben festgestellt, dass hier die Ursache Fibromyalgien im Brust-, Brustwirbelsäulenbereich und Rippenbereich sind. Etwa 1% der Bevölkerung leiden fast täglich unter dieser Kopfschmerzform. Insgesamt sind 67% der Kopfschmerzpatienten von Spannungskopfschmerz betroffen. Die Therapie mit Procaininjektionen beseitigt die Triggerpunkte. Drei chiropraktische Behandlungen schließen sich der Fibromyalgiebehandlung an. Empfehlenswert das Buch „Das Fibromyalgien-Syndrom (FMS) – Schmerzen ohne erkennbare Ursachen", (bestellbar bei www.spurbuch.de).
Immer ist der Blutdruck bei Kopfschmerz zu kontrollieren. Der Hochdruck-Kopfschmerz ist als Ursache ebenso häufig. Hier hilft immer die Blutdrucksenkung auf unter 160/90 mm Hg. **Bewährt haben sich hier das Komplexmittel, Gelsemium Oligoplex der Fa. Madaus, sowie pflanzliche Antidepressiva.**

In etwa 50% alle Fälle ist der Spannungskopfschmerz Auslöser der Migräne. Durch psychische Überlastung erhärtet sich die Schulter-Nacken-Muskulatur, steift ein, wird starr und hart. Durch die Minderdurchblutung und Verspannung wird die Migräne dann ausgelöst. Der Spannungskopfschmerz entsteht und verstärkt sich zur Migräne. Auch nach Entstehen eines „krummen“ Rückens, einer Verformung der Brustwirbelsäule zum „Witwenbuckel“, kommt es oft zu einer chronischen Verspannung über die Nerven. Hier erreichen wir viel mit der Colon-Hydro-Therapie und der folgenden „Nichtinvasiven Induktionstherapie“.

Erfolgsversprechend sind folgende Therapien:
- Hochpotenz Homöopathie
- Sanfte Rheumatherapie (Nichtinvasive Induktionstherapie)
- „Neue Schmerztherapie nach Ullrich“
- Chirotherapie
- Petadolex und ASS
- Colon-Hydro-Therapie (CHT)

Der Cluster-Kopfschmerz (Cluster = Häufung)

Diese Erkrankung wird auch Bing-Horton-Syndrom genannt. Während der Clusterphase können pro Tag 1, 2 oder bis zu 8 Attacken auftreten. Jede Attacke dauert 1/2 bis 2 Stunden. Die Schmerzen sind bohrend und stechend und beginnen meist schon morgens beim Erwachen. Die Schmerzen können heftiger als der Migräneschmerz sein. Da die Ursache eine Trigeminusneuralgie ist, sind sie auch fast immer einseitig lokalisiert. Die Schmerzen werden oft von tränenden Augen und einer angeschwollenen Nasenschleimhaut begleitet. Der obere Trigeminus-Ast ist meist betroffen, deshalb treten die Schmerzen meist in, hinter und um das Auge herum, auf. Dadurch kommt es manchmal zur Kraftlosigkeit eines Augenlides, das dann auch herunterhängt (Ptosis). Pupillenengstellung mit Augenrötung, teilweise Gesichtsrötung sind die äußeren Kennzeichen.

Zwischen dem Auftreten der Cluster liegen oft Monate und Jahre der Schmerzfreiheit. 4 x soviel Männer wie Frauen leiden darunter. Beginn meist um das 40. Lebensjahr. Die einfache Therapie: sechs bis zwölf mal mit der „Neuen Schmerztherapie nach Ullrich“ behandeln.

Die Migränephasen

Die typische Migräneattacke teilt sich in 4 Phasen mit häufig folgenden Symptomen:

A. Vorstadium, Dauer meist 1 Tag
- Müdigkeit
- Traurigkeit
- Kraftlosigkeit
- Reizbarkeit
- Rastlosigkeit
- Hunger auf Süßes

B. Auraphase (5-60 Minuten)
- Sehstörungen, Doppelbilder sehen
- Gedächtnisstörungen, Gefühlsstörungen
- Schwindel, Gleichgewichtsstörungen
- Ohrgeräusche, Sprachstörungen
- Halluzinationen

C. Finalstadium (2 Stunden bis 3 Tage und länger)
- meistens einseitiger, hämmernder, pochender, pulsierender Schmerz
- Verschlimmerung durch Bewegung, Berührung und körperlicher Anstrengung
- Lärm-, Geruchs-, Lichtempfindlichkeit
- Erbrechen, Übelkeit
- Appetitlosigkeit

D. Ausklingen (1-2 Tage)
- Müdigkeit, Schläfrigkeit
- Regeneration

Wie fühlt sich der Migräniker subjektiv?

Früher galt die Migräne als typische Ausrede gelangweilter Hausfrauen, wenn sie keine Lust auf Sex hatten, einen Besuch abbrechen wollten, krank geschrieben werden wollten, Ruhe suchten. Migräne sind schwerste Kopfschmerzanfälle, die eine Arbeit unmöglich machen. Subjektive Symptome:

- ein- bis mehrmals im Monat auftretende Kopfschmerzanfälle, ohne Unterbrechung, durchgehend
- Anfalldauer: 2 Stunden bis 3 Tage, manchmal ständig
- alle Wahrnehmungen werden extrem verstärkt
- Licht wird zum Blitz
- normale Sprechgeräusche zum Dröhnen
- Kochgerüche werden zum ekelhaften Stinken
- das Pulsieren der Gefäße im Kopf wird zum Presslufthämmern
- der Schmerz ist unerträglich
- jede Bewegung verstärkt den Schmerz
- Würgereiz und Übelkeit mit langanhaltendem Erbrechen
- verlorene Zeit, zur völligen Untätigkeit verdammt
- absolute Bettruhe ohne Abwechslung
- Unfähigkeit zu Denken, zu Überlegen
- jede Nacken- und Kopfberührung ist unerträglich

Während des Anfalls geht nichts mehr. Ein Horror nicht nur für den Betroffenen, sondern für die ganze Familie.

Wie sieht der Therapeut objektiv die Migräne (ohne Aura)?

Es ist eine attackenweise auftretende Kopfschmerzart. Sie ist pulsierend, pochend und in 95% der Fälle einseitig. Manchmal wechselt die schmerzende Seite von einer Attacke zur anderen oder von einem Anfall zum anderen.

Die Attacke wird oft von weiteren Symptomen begleitet. Oft ist die Migräne mit anderen Kopfschmerzformen kombiniert. Dazu gibt es diverse Check-Listen.

Ein Beispiel:
Patient, männlich, 60 Jahre alt, Herr F. aus Schwelm.
Er frequentierte unsere Praxis und erzählte, er habe nun schon seit 30 Jahren Kopfschmerzen. Die Behandlung durch mehrere Mediziner war erfolglos. Er war leicht übergewichtig, kräftig, cholerisch, immer hatte er ein hochrotes Gesicht.

Wir stellten 3 Kopfschmerzformen fest:
Migräne ohne Aura ~ 1 x pro Woche über 1-2 Tage. Diese therapierten wir erfolgreich mit der Colon-Hydro-Therapie.
Bluthochdruck: Er hatte früher immer einen Blutdruck von 110/70, jetzt lag er bei 150/90. Nach 12 Ozon-Behandlungen hellte sein Gesicht merklich auf, der Blutdruck lag jetzt bei 120/80. Der Dauer-Kopfdruck ist verschwunden
Spannungskopfschmerz: Der Schmerz zieht den Nacken hoch von hinten in Schulter und Kopf strahlend. Nach meiner „Neuen Schmerztherapie", durchgeführt mit Procain-Injektionen an Händen und Füßen ist auch diese Schmerzform verschwunden. Ein schmerzfreies Leben hat begonnen. Der Patient ist auch nicht mehr aufbrausend und cholerisch.

Wie entsteht eine Migräne?

Ursache ist immer eine Reizung, Entzündung oder Druck seitens Nerven und Blutgefäßen. Während der Attacke sind die Blutgefäße der Hirnhaut verdickt und entzündlich verändert. Durch den Druck auf die Nerven, besonders den 5. Hirnnerv kommt es zu Schmerzattacken. Viele Faktoren können eine Rolle spielen. Häufig sind die Ursache Erbanlagen, Gefäß und Nerv liegen angeboren zu dicht zusammen. Der komplette Ablauf ist noch nicht ganz geklärt, wie bei vielen chronischen Krankheiten. Die Migräne ist nicht wie die Trigeminusneuralgie eine reine Nervenerkrankung. Auslöser ist meist die Veränderung des Blutgefäßes, das neben dem Trigeminusnerv in der Nähe des Ohres liegt.

Der volkswirtschaftliche Schaden (grobe Schätzung)

~ 5 % aller erwerbstätigen Menschen leiden zeitweise oder lebenslang an Migräne. Angenommen, es sind 2 Migränetage pro Monat im Durchschnitt, ergibt sich folgendes Bild:

Von 24.000.000 Erwerbstätigen sind 1.200.000 Menschen betroffen.
1.200.000 Menschen x 2 Tage pro Monat x 8 Monate pro Jahr
~ 19.200.000 Arbeitstage werden aufgrund der Migräne vernichtet.
Ein durchschnittlicher Arbeitstag kostet etwa 200,00 €.
19.200.000 x 200,00 € = 3.840.000.000,– €/Jahr.

Das heißt, die Krankheit Migräne verursacht in etwa geschätzt 3,8 Milliarden Euro/Jahr volkswirtschaftlichen Schaden. Da die Krankenkosten nicht nur Erwerbstätige treffen, sondern alle Menschen, kommen die medizinischen Kosten noch dazu. Rechnen wir also grob mit 5 Milliarden Euro/Jahr. Das ist erschreckend und es sollten auch aus diesem Grunde alle medizinischen Möglichkeiten ausgeschöpft werden, um diese chronische, lebensqualitätsverringernde Erkrankung einzudämmen und nach Heilungsmöglichkeiten zu forschen. Oder sind diese Zahlen für Politiker und Krankenkassen „Peanuts"? Ja, denn die gesetzlichen Kassen bezahlen nur die medikamentöse, lebenslange Symptombehandlung, nicht die Heilung.

Etwa 70 % aller Migränepatienten sind Frauen, 20 % Männer und 10 % Kinder.

Der Vergleich zwischen konventioneller- und naturheilkundlicher Therapie

A. Medikamentöse Symptombehandlung:

~ 0 % Beschwerdefreiheit nach 5 Jahren ohne Medikamente. Manchmal verschwindet die Migräne allerdings auch von selbst.
~ 90 % Linderung durch moderne Medikamente. Medikamente müssen zeitlebens für die Dauer der Migräne eingenommen werden.
~ 10 % geringe Linderung, da Medikamente aufgrund von Neben- und

Wechselwirkung nicht vertragen werden oder die Wirkungszeit zu kurz ist. X % neue, vermehrte Kopfschmerzen durch falsche Medikamente.
Behandlungskosten über einen Zeitraum von 20 Jahren, ca. 24.000 € pro Patient.

B. Naturheilkundliche Ursachenbehandlung:
~ 80 % völlige oder fast völlige Beschwerdefreiheit nach 5 Jahren ohne Medikamente.
~ 18 % wesentliche Verringerung von Anfalldauer, Häufigkeit und Schmerzintensität (über 50 %) ohne Tabletteneinnahme.
~ 2 % keine Verbesserung. Der Patient nimmt weiterhin Medikamente.
Behandlungskosten über einen Zeitraum von 20 Jahren: 2.000 € bis 4.000 € pro Patient.

Alle Medikamente dieser Art können zu Magen- und Darmgeschwüren, sowie Blutbildveränderungen führen. Eine medikamentöse Dauerlösung wird von mir nur akzeptiert, wenn man vorher alle Möglichkeiten ausgeschöpft hat. Zusätzliche Schmerzen nach Medikamenteneinnahme durch Magengeschwüre bis zum Magendurchbruch sind nicht selten.

Wie sieht der Betroffene seine Migräne?

Die Patienten werden langsam mündig. Immer mehr Patienten informieren sich über ihre Erkrankung durch Nachfragen bei Therapeuten, über Stadtbüchereien, Sachbücher und das Internet. Etwa 1/3 aller Migräniker haben ihre Migräne als tatsächliche Migräne erkannt. Die meisten benennen die Migräne nach der Entstehungsmerkmalen wie:

- Kopfschmerz durch die Regel
- Kopfschmerz durch Wetterumschwung, Föhn
- Kopfschmerz durch Stress, Dissstress
- Kopfschmerz durch Aufregung, Ärger
- Kopfschmerz immer am Wochenende
- Kopfschmerz durch Verspannungen
- Kopfschmerz durch tyramin- u. histaminhaltige Nahrung usw.

Das ist ja auch nicht direkt falsch.

Viele Therapeuten erkennen die Migräne ja auch nicht, selbst nach der Anamnese nicht. Da die Wissenschaft auch zur Entstehung der Migräne nur Vermutungen parat hat und von Heilung keiner wagt zu sprechen, ist das Wissen in der Bevölkerung gegenüber der Wissenschaft relativ groß. Das Vertrauen in den Arzt oder Therapeuten ist deshalb entsprechend gering. Das hat sicherlich mehrere Gründe.

- An Migräne stirbt man nicht.
- Nach Tagen oder Stunden verschwindet sie sowieso.
- Man hat Angst davor, dass man die Medikamente nicht vertragen kann, oder dass sie mehr schaden als helfen.
- Der Therapeut verordnet mir sowieso nur Medikamente, die ich teilweise verschreibungsfrei in der Apotheke bekomme. Warum soll ich dann stundenlang im Wartezimmer sitzen?
- Langfristig heilen kann er auch nicht.
- Häufig sind die Patienten vom Arzt enttäuscht worden.
- Dem konservativen Arzt wird keine Kompetenz zugetraut und das ist auch zu verstehen. Der häufigste Ansprechpartner ist der Naturheil-Therapeut, der Apotheker und Bekannte. Kompetenz wird nur dem zugetraut, der Migräniker teils oder ganz oder für einen längeren Zeitraum, ohne Medikamente Beschwerdefreiheit sichern kann. Das ist letztendlich der Therapeut, nicht der Verordner. Und es ist der Heilpraktiker oder der Arzt, der sich für den Patienten genug Zeit nimmt und erfolgreich therapiert.

Der Patient ist Realist.
Es geht um seinen Kopf, nicht um Prinzipien.

Auch dies gilt schon als der Beginn einer Migräne.

Bei älteren Patienten wird der Migräneschmerz manchmal geringer oder verschwindet ganz, obwohl die Aura bestehen bleibt. Manche Migräneformen, besonders die Aura-Phasen, sind aufgrund der unterschiedlichen Symptome, dermaßen seltsam, dass sie selbst von Spezialisten nur schwer oder gar nicht erkannt werden. Zum Beispiel die Migräne ohne Kopfschmerz oder die Migräne mit Halbseitenlähmung, die einen sofort an einen Hirnschlag denken lassen.

Von einer gewöhnlichen Migräne ohne Aura spricht man, wenn folgende Kriterien zusammenkommen:
- mind. 5 Migräneanfälle
- Hemikranie, einseitiger Kopfschmerz
- mittlere bis starke Schmerzintensität
- pochende – oder pulsierende Schmerzen
- Verschlimmerung durch körperliche Arbeit

Allgemeines

Was bedeutet Migräne nun wörtlich?

Es kann aus dem griechischen kommen und heißt „hemi" und „kranion" = halber Kopf. Daher auch die Übersetzung „Hemikranie" = halbseitig. Meistens tritt ja auch die Migräne, ebenso wie die Trigeminusneuralgie, halbseitig auf.
Eine andere Übersetzung kommt aus dem lateinischen, nämlich „migrare", was soviel wie „wandern" heißt (Emigrant = Auswanderer). Und wirklich, der Schmerz wandert im Kopf, wie auch die Aura und breitet sich oft von hinten nach vorne langsam aus, oft über die Augen, zum Gebiss hin. Teilweise tropft die Nase und Zähne schmerzen, wie bei einer Trigeminusneuralgie. Jede Anstrengung verschlimmert, jede Berührung schmerzt. Manchmal beginnt die Migräne mit dem normalen Spannungskopfschmerz, manchmal mit einem Hochdruckkopfschmerz, manchmal mit dem Cluster-Schmerz, manchmal mit einem geblähten Bauch. Es endet aber im typischen Migräneschmerz.

Exakte Zahlen liegen für Europa nicht vor. In den USA leiden ~20% aller Frauen und ~8% aller Männer unter gelegentlichen Migräneattacken. 5-10% aller Kinder gelten als Migräniker. Da bei Kindern unter 10 Jahren die Häufigkeit noch gleichmäßig zwischen Jungen und Mädchen verteilt ist, scheinen hormonelle Ursachen keine Rolle zu spielen. Meist tritt die Migräne zwischen dem 10. und 20. Lebensjahr erstmals auf.
Man geht von rund 8 Millionen Einwohnern in Deutschland aus. Also auch 10% der Bevölkerung. Wobei Frauen 3-4x häufiger betroffen

sind als Männer. Bei Schulkindern liegt die Quote ebenso bei rund 10 %. Männer leiden häufiger an Cluster-Kopfschmerz.

Man unterscheidet 4 Migränephasen:
- Vorbotenphase
- Auraphase
- Schmerzphase
- Rückbildungsphase

Die verschiedenen Migräneformen

Man hat versucht, die Migräne in bestimmte Kategorien einzuordnen. Die Migräne ist ein anfallartig auftretender Vernichtungskopfschmerz, der oft mit Übelkeit und Erbrechen einhergeht. In der folgenden Aufzählung werden sich fast alle Migräniker wieder finden.

1. Die Migräne mit Aura

Die Aura-Phase dauert zwischen 5 und 40 Minuten. Das Wort Aura wird abgeleitet von dem Wort „Aurora", Morgenröte. Die Morgenröte kündigt den Tag an, wie die Aura die Migräne.
Bei etwa 10 % aller Migräniker beginnt die Migräne mit einer noch kopfschmerzfreien Zeit. Es handelt sich hier um Störungen im ZNS. Die entsteht durch eine kurzzeitige Minderdurchblutung der Sehrinde im hinteren Teil des Gehirns. Hin und wieder kommt es in dieser Zeit zu Gleichgewichtsstörungen, Sprachstörungen und Lähmungen. Nach 20 Minuten haben die Aura-Symptome ihren Höhepunkt erreicht, nach 40 Minuten sind sie abgeklungen. Die häufigsten Aura-Symptome sind:
- schwimmende Punkte
- verschwimmende Schlieren
- nebelartige Schleier
- wechselnde Sehstörungen
- Schwindel
- Tinnitus
- kribbeln mit Gefühlsstörungen

Danach, spätestens 1-2 Tage später, setzt der Kopfschmerz ein. Manche Patienten verspüren aber auch Tage vor dem Migräneanfall leichte

Symptome wie:
- Müdigkeit
- Gereiztheit
- Dumpfes Gefühl im Kopf
- Leutseligkeit
- Vermehrte Aktivitäten

Bei älteren Patienten verschwindet der Kopfschmerz ganz, die Aurasymptome bleiben aber bestehen.

Ich hatte einmal eine Patientin, Lehrerin, damals 54 Jahre alt. Sie war schon wegen ihrer Migräne in Pension geschickt worden. Die Migräne begann immer dienstags. Nach 45 Colon-Hydro-Therapien war die Migräne dauerhaft beseitigt. Nur die Müdigkeit dienstags, die ist geblieben. Sie kommt aus dem Ort und wir unterhalten uns manchmal. Die Behandlung ist bis jetzt, nach 10 Jahren, immer noch erfolgreich geblieben.

2. Die Migräne ohne Aura

Sie tritt unvermittelt ohne Vorankündigung auf. Sie ist die häufigste Migräneform. Das typische Symptom des Migräneanfalls ist ein extrem heftig pochender Vernichtungsschmerz im Kopf. Es ist die stärkste Kopfschmerzform überhaupt. Anfangs haben manche Patienten das Gefühl, als ob der Kopf explodiert. Der ganze Kopf pulsiert innerlich.

Im Allgemeinen sind diese Kopfschmerzen einseitig (Hermikranie), manchmal wechseln diese aber auch die Seiten. Manchmal wandern sie auch in den Nacken (Beginn des Trigeminusnervs) oder sie ziehen in den Kiefer (Endpunkte des Trigeminunsnervs). Jede geistige oder körperliche Anstrengung verschlimmert den Anfall. Alle Sinne werden übersensibilisiert. Es entsteht:
- Lichtscheuheit (60 %)
- Geräuschempfindlichkeit (50 %)
- Geruchsempfindlichkeit (25 %)
- Berührungsempfindlichkeit (20 %)

Der Patient liegt am liebsten während dieser Zeit im Bett, bei geschlossenem Fenster, geschlossener Tür im dunklen Raum. Begleitet wird die Migräne von Übelkeit und Erbrechen (80 %). Nach dem Erbrechen

geht es dem Patienten schon wieder etwas besser. Auch das lässt auf die meist erfolgreiche Colon-Hydro-Therapie schließen.
Von der Anfangsphase bis zum Höhepunkt vergehen etwa 4-72 Stunden. Meist dauert diese Phase 2-3 Tage. Jetzt beginnt die Rückbildungsphase. Die Symptome klingen allmählich ab. Die Patienten sind noch müde und erschöpft. Diese Phase dauert meist noch einen Tag. Bei starken Migränikern bilden sich vorzeitig Falten im Gesicht. Man sieht ihnen das Leiden förmlich an.

Viele Patienten frieren während des Anfalls. Bei verstärkter Symptomatik kommt es zum Zittern und Zähneklappern vor Kälte bei normalen Temperaturen. Selten neigt der Betroffene zu Schweißausbrüchen und Hitzewallungen. Bei manchen älteren Patienten verschwindet der Migräneschmerz ganz oder wird geringer.
Häufig reichen zur Linderung direkt zu Beginn des Anfalls 4 ASS (Fa. Radiopharm). Bei anderen Betroffenen hilft Kaffee mit Zitrone. Das muss jeder Patient selbst ausprobieren. Abzuwägen nach Austestung sind:

- Colon-Hydro-Therapie (CHT)
- „Neue Schmerztherapie nach Ullrich“ (NSTU)
- Sanfte Rheumatherapie (HIT oder NIIT)
- manchmal auch Akupunktur

80% der Migräniker bekommen eine Migräne ohne Aura, 20% etwa mit Aura. Bei Kindern tritt die Migräne meist beidseitig auf, zu dem ist sie oft verkürzt.

3. Migräne ohne Kopfschmerz mit und ohne Aura

Manchmal kommt es zu einer Migräne ohne Kopfschmerz. Der Kopfschmerz ist ja auch wie zum Beispiel die Müdigkeit, nur ein Symptom des Symptomenkomplexes. Die Migränesymptome müssen nicht immer alle zusammen auftreten, sondern es kann hier und da das eine oder andere fehlen. Das kommt gelegentlich auch nach einer Akupunkturbehandlung vor. Der Kopfschmerz ist weg, alle anderen Symptome noch da.

4. Aura mit anormalem Kopfschmerz

Untypischerweise kommt es bei manchen Patienten zu einer Art Spannungskopfschmerz, oft gepaart mit Blutdruckabfall. Darüber ist aber wenig bekannt.

5. Die familiär bedingte Halbseitsmigräne

Diese Migräneform ist genetisch bedingt. Diese Halbseitsmigräne geht auf einen genetisch-bedingten Fehler der Chromosomen 1 und 19 zurück. Arme und Beine können einseitig kurzzeitig völlig erschlaffen. Diese Form wird häufig mit einem Hirnschlag verwechselt. Es treten Bewusstseinsstörungen bis zum Koma auf, aber auch Fieber und Verwirrtheit auf.

6. Die Basilarismigräne mit Aura

Von dieser Sonderform der Migräne werden fast nur Frauen und junge Erwachsene gepeinigt. Der Kopfschmerz ist nicht einseitig lokalisiert, sondern befindet sich am Hinterkopf oder beidseitig. Die Gleichgewichts- bzw. Bewegungsfühler im Innenohr reagieren bei dieser Migräneform übersensibel. Die Folgen können sein:

- Artikulationsstörungen
- Taubheitsgefühl an Gesicht und Händen bis zur kurzzeitigen Bewegungslosigkeit
- Gangunsicherheit und Parästhesien
- Drehschwindel
- Wortfindungsstörungen
- Übelkeit
- Sehstörungen mit Doppelbildsehen

Die Betroffenen legen sich direkt hin. Hier hilft meist die „Neue Schmerztherapie nach Ullrich“ sowie die sanfte Rheumatherapie (HIT und NIIT).

7. Zervikalmigräne

Diese Migräneform wird durch den vorher schon beschriebenen Spannungskopfschmerz ausgelöst. Er entsteht häufig nach Schleudertraumen. Wirbelfehlstellungen der Halswirbelsäule, Zugluft im Nackenbereich, psychischen Problemen mit der Folge von Muskelverhärtungen im Nacken.

Die Zervikalmigräne wird durch Chirotherapie, Colon-Hydro-Therapie, sanfte Rheumatherapie (NIIT und HIT), „Neue Schmerztherapie nach Ullrich“ erfolgreich behandelt. Die Chirotherapie sollte erst zum Abschluss der Behandlung erfolgen, wenn die Muskulatur schön weich und elastisch ist. Hier hilft auch manchmal, wenn die Nackenverspannungen auf Grund von psychischen Problemen entstehen, die Hochpotenz-Homöopathie.

Ich habe einen guten Bekannten, der ständig in der Firma von seinem Chef gemoppt wird, aber er kann ihm nicht kündigen. Seit Jahren, jeden Montagmorgen, bevor er zur Arbeit fährt, kommt es zum Erbrechen, Hunger hat er keinen in dieser Zeit. Die Müdigkeit setzt schon sonntags ein. Die Nackenverspannungen halten ständig an und lösen sich überhaupt nicht mehr auf. Inzwischen leidet er auch an ständigen Lendenwirbelschmerzen. Aber mit 57 Jahren bekommt man kaum noch einen adäquaten Arbeitsplatz.
Hilfreich wäre hier zur dauerhaften Beseitigung der körperlichen und psychischen Probleme die Colon-Hydro-Therapie, da Kündigung nicht in Frage kommt.

8. Kindermigräne ohne Kopfschmerz

Etwa 8 % aller Kinder leiden unter einer Form der Migräne ohne Kopfschmerzen. Typisch sind:

- regelmäßiges Erbrechen
- Bauchschmerzen
- Bauchkrämpfe
- gutartiger Schwindel

Diese Migräne entsteht meist durch Leistungsdruck und Angst. Angst vor anderen Kindern, vor dem Lehrer oder Versagensangst. Zur Begleitung reichen Weglassen der Unverträglichkeiten mit Hilfe von BFD-Test oder anderen Testverfahren, sowie die Hochpotenz-Homöopathie und ein Gespräch mit den Eltern. Häufig hilft nur die Colon-Hydro-Therapie.

9. Retinentale Migräne

Hier stehen nur Augensymptome im Vordergrund.

- Flimmerskatom
- hängendes Augenlied
- selten Erblindung eines Augess

Hier haben sich folgende Therapien bewährt:
- „Neue Schmerztherapie nach Ullrich“
- sanfte Rheumatherapie (HIT und NIIT) mit Theracell- oder Rehatron-Gerät
- später Chirotherapie

Die Behandlung erfolgt über die Füße. Alle anderen Behandlungen sind weniger erfolgreich.

10. Chronische Migräne

Wenn man an mehr als 15 Tagen pro Monat unter einer Migräne leidet, spricht man von einer chronischen Migräne. Dabei kann es sich um alle Migräneformen handeln. Therapieeinsatz nach Abklärung.

11. Migranöser Infarkt

Nach jedem Anfall können Hirnschädigungen entstehen. In diesem Fall sollte eine Kernspintomographie durchgeführt werden, um die Schäden aufzudecken.
Weitere typische Symptome sind kurzzeitige Lähmungen und Sprachstörungen. Ursache sind schwere Durchblutungsstörungen, die einen Schlaganfall auslösen können. Die Aurosymptome bleiben tagelang bestehen. Es ist die gefährlichste Form der Migräne. Diese Migräne trifft gehäuft bei Patientinnen mit folgenden Eigenschaften auf:
- jünger als 40 Jahre
- Raucherin
- Ovulationshemmereinnahme (Pille)
- Übergewichtigkeit

Hilfreich: Übergewicht reduzieren, Pille wechseln oder absetzen, Rauchen einstellen. Ozon-Therapie.

Auch können epileptische Anfälle durch Migräne ausgelöst werden. Hier lindern Magnesiumpräparate. Es gibt aber noch weitere, sehr häufige Migräneformen.
- Die regelbedingte Migräne, die bei Frauen vor oder während der Regel eintritt.
- Nicht selten begegnen wir der organbedingten Migräne. Viele Patienten wissen, dass nach der Gallenblasenoperation urplötzlich auch die Migräne ausgeblieben war. Die Organkontrolle mittels Augendi-

agnose und Testung ist unumgänglich. Wenn es zu Organdefekten kommt, gibt es Irritationen über die Spinalnerven und zentralen Nervensystem (ZNS) zum Trigeminus-Nerv.

Zu denken ist bei rechtsseitiger Migräne an:
- Gallenblase und Gallengang meist verbunden mit Gallensteinen
- Leberschäden, die auch durch Medikamente verursacht sein können
- Pankreaskopfentzündungen, meist ebenso durch Gallensteine verursacht
- Erkrankungen des rechten Eierstocks

Bei linksseitiger Migräne ist zu denken an:
- Erkrankungen des linken Eierstocks
- Erkrankungen des letzten Teils des Dickdarms

Bei wechselseitiger oder beidseitiger Migräne ist zu denken an:
- Nierenerkrankungen
- Gebärmuttererkrankungen

Diese Organerkrankungen sind auslösende Reize (Triggerfaktoren). Man könnte noch die kardial bedingte Migräne dazuzählen. Diese beginnt mit einer Herzneurose. Durch das Vegetativum kommt es zu einer kurzzeitigen Überfunktion der Schilddrüse. Es entsteht eine verstärkte Herzerregung mit Herzrasen, Brust- und Halsenge usw. Aus Angst vor diesen nur kurze Zeit auftretenden Attacken entsteht stressbedingte Migräne.

Auslöser der Migräne

- Tyramin- und Histaminhaltige Lebensmittel
- zu langer Schlaf
- Stress, Disstress
- Medikamente
- Nahrungsmittelzusätze wie E 621 - E 631 (Glutamat) und Konservierungsmittel
- Hormone (Menstruation, Ovulation und Substitution von Hormonen)

- veränderter Tagesablauf wie Wochenende, Urlaub
- Überanstrengung
- Erregung, Stress, Disstress durch gesteigerte Reizempfindlichkeit oder Reizüberflutung
- andere Kopfschmerzformen, z. B. Spannungskopfschmerz
- Kälte-Hitze-Wechsel
- „Falsche Brille", nicht die richtige Sehstärke
- Überlastung der Augen z. B. durch Bildschirmarbeit
- Bluthochdruck-Attacken
- Organdefekte
- Pathologische Darmflora, Verstopfung
- Wetterwechsel
- Genetische Veranlagung

Es gibt bestimmt noch viel mehr Auslöser. Das hier ist nur eine kleine Auswahl. Das Problem ist hieraus zu erkennen. Wie bringt man diese unterschiedlichen Auslöser in einen vernünftigen Zusammenhang. Ein häufiger Auslöser ist eine Veränderung des Lebensrhythmus. Darunter fallen auch die Wochenendmigräne sowie die Migräne, die bei häufigem Schichtwechsel entsteht.

Wir haben im Laufe der letzten 20 Jahre festgestellt, dass alle gefäßerweiternden Stoffe häufiger eine Migräne auslösen können.

Migräne ist keine Fehlschaltung im Körper. Der Migräneschmerz will dem Menschen unmissverständlich klar machen, dass etwas falsch gemacht worden ist, dass etwas nicht stimmt im Körper oder in der Lebensführung. Der Migräneschmerz ist also Warnung und Reaktion zugleich. Aber was habe ich falsch gemacht, wird sich der Betroffene fragen? Und um das zu beantworten, habe ich dieses Buch geschrieben.

Wir hören auf die Warnung, ohne sie zu bekämpfen.

Denn wenn wir diese Fehler korrigieren und behandeln, verschwindet in den allermeisten Fällen die Migräne, als hätte es sie nie gegeben.

Typisch bei der regelbedingten Migräne ist auch der geblähte Bauch. Wahrscheinlich reagiert in der Zeit vor und während der Regel der Körper allgemein empfindlicher auf Nahrungsmittel und andere Reize.

Eine relativ häufige Form der Migräne liegt bei der Autoimmunerkrankung „Vaskulitis“ vor. Hier sind die Blutgefäße ständig entzündet. Zu erkennen ist dies an den stark geschwollenen Gefäßen der Schläfen. Das wird sehr häufig nicht festgestellt. Die schulmedizinische Behandlung beschränkt sich auf die Dauermedikation von Kortison. Naturheilkundlich helfen im frühen bis mittleren Stadium die Colon-Hydro-Therapie (CHT).

Endomorphine

Das ist ein Rauschgift, das im Körper produziert wird. Ein Langstreckenläufer verspürt spätestens nach 10 km Schmerzen in den Gelenken. Durch vermehrten Ausstoß von Endomorphinen werden die Schmerzen wie bei Morphium unterdrückt. Viele Leistungssportler müssen den Extremsport ständig durchführen, weil sie süchtig sind. Manche Migräniker bekommen ihre Migräne durch körperliche Überforderung.

Serotonin

Serotonin wird in den kleinen Blutplättchen, den Trombozyten gespeichert. Die Freisetzung führt zu einer Unterdrückung des Schmerzes. Zudem macht Serotonin glücklich. Es wirkt auch bei Depressionen. Zuviel weibliche Hormone senken den Serotoninspiegel. So kommt es während der Regel, beim Eisprung usw. zu Serotoninschwankungen durch Blutspiegelveränderungen.

Neue Erkenntnisse in der Mirgäneforschung

Wir wissen, dass bestimmte Botenstoffe (Neurotransmitter) an den Reaktionen im Gehirn beteiligt sind. Teilweise übertragen sie an den Synapsen, das sind Nervenenden, die jeweiligen Impulse. Sie regulieren das Steuersystem Gehirn, damit wir unsere Gedanken in richtiges Handeln umsetzen können. Sie regulieren vielfältige Aufgaben, die eigentlich, so scheint es, automatisch ablaufen.

Adrenalin und Noradrenalin regulieren die Blutdruckfließgeschwindigkeit im Körper durch Weit- und Engstellung der Blutgefäße. Sie werden vermehrt bei Stress und Angst ausgeschüttet.
Histamine sind häufig Migräneauslöser. Zuviel Histamin wird bei Allergien freigesetzt. Histaminose ist eine „Pseudoallergie" (wie Allergie).

Ein häufiges Problem: Durch chronische kleine und große Darmentzündungen wird die Darmwand durchlässiger. Ein gesunder Darm hat Poren von rund 0,1 mm im Durchmesser. Diese Entzündungen vergrößern die Poren aber auf bis 1 mm Durchmesser. Damit gelangen Partikel in die Blutbahn, die eigentlich mit dem Stuhl ausgeschieden werden müssten. Es gibt ungewollte und vermehrte Reaktionen mit den Mastzellen. Diese platzen vermehrt. Dabei wird immer mehr Histamin freigesetzt. Das führt zu Entzündungen an der Gefäßwand. Diese schwellen an. Plasma, eine klare Flüssigkeit im Blut, wird herausgequetscht, ähnlich wie bei einer Entzündung am Knie. Das Knie schwillt an. Passiert das im Kopfbereich, kommt es zum Druck auf das umgebende Gewebe.
Auch viele Nahrungsmittel enthalten oft zu viel Histamin, z.B. zu lange gelagerte Nahrungsmittel, geräucherte Nahrungsmittel wie: Rotwein, Schokolade, Nüsse, geräucherter Fisch, geräuchertes Fleisch, Blauschimmel-Käse usw.

Entstehungstheorien

Die Schulmedizin hat folgende Theorien parat:

a) **Angeborene Veränderung im Gehirn**
Bei Auslösen bestimmter Faktoren arbeitet das Gehirn schneller und es kommt zu einer Art Überreaktion der Triggerfaktoren mit überschäumender Reaktion (Triggerfaktor = Auslösefaktor). Es werden zu viele Nervenbotenstoffe wie Serotonin, Noradrenalin usw. freigesetzt. Das Gehirn reagiert mit einer Schutzreaktion auf eine bestimmte körperliche Reaktion. Um körperliche Fehlreaktionen zu beseitigen, wie z.B. allergische Reaktionen, unverträgliche Lebensmittel und andere, kommt es zum Erbrechen.

Zuerst werden im Gehirn zu viele Botenstoffe ausgeschüttet, anschließend kommt es zur Dämpfung der Hirnzellen. Diese Dämpfung breitet sich sehr langsam aus und entspricht den Aurasymptomen. Diese Dämpfung verursacht auch ein Elektrolyt-Defizit. Schmerzrezeptoren werden erregt, Entzündungsbotenstoffe werden freigesetzt und rufen in den Hirnhäuten eine Nervenentzündung hervor. Danach beginnt die Gegenreaktion des Körpers. Es dauert Stunden bis Tage bis die angebliche Fehlreaktion beseitigt ist.

b) Die Gefäß-Theorie

Früher dachte man, dass sich während einer Migräneattacke die Gefäße im Gehirn verengen. Der betroffene Gehirnbereich wurde schlechter durchblutet. Die Nerven arbeiteten nicht mehr mit 100 % Leistung. Später erweitern sich die Blutgefäße. Diese Ausdehnung und Bewegung könnte die migränetypischen Schmerzen verursachen. Diese „Verkrampfung der Muskulatur der Schädelgefäße“ muss eine Folgeerscheinung sein. Nach der Verkrampfung kommt es zur Gefäßerschlaffung. Durch Verkrampfung und Erschlaffung kommt es sofort zu Durchblutungsstörungen.
Der Gefäßkrampf kann nach dieser Theorie Nahrungsmittel bedingt, hormonell bedingt oder mechanisch (Nacken) bedingt sein. Es bleibt die Frage, was ist los mit dem Trigeminusnerv? Er ist beteiligt, wird aber bei dieser Theorie ausgespart.

c) Die Nerven-Theorie

Der Migräneanfall wird im Gehirn selbst ausgelöst. Diverse Reize erregen den Hypothalamus. Dieser ist der Computer für den Körper.

Er reguliert fast alle Vorgänge.

- den Schlaf-Wach-Rhythmus,
- den Blutdruck,
- die Atmung,
- die Sexualfunktion,
- die Schmerzkontrolle,
- den Fettstoffwechsel,
- den Wasserhaushalt.

Eine Reizung des Hypothalamus löst eine Gefäßengstellung der Hirngefäße aus. Das Schmerzkontroll-System wird gehemmt. Schmerzimpulse erreichen die Hirnrinde und äußern sich im migräneartigem Schmerz.

d) **Die Serotoninmangel-Theorie**
Man vermutet, dass ein Mangel des Neurotransmitters Serotonin für die Entstehung der Migräne verantwortlich ist. Serotonin verengt die Gefäße im Gehirn. Es entsteht eine Minderdurchblutung.

e) **Nerven-Blutgefäß-Theorie (Neuro-vaskulare-Theorie)**
Jetzt kommen wir der Sache schon näher. Man geht hier von einem gestörten Verhältnis zwischen dem Gefäßsystem und dem Nervensystem aus. Die Fasern des 5. Hirnnerves, nämlich des Trigeminusnerves, tangieren die größeren Blutgefäße der Hirnhäute. Diese sind entzündet und verquollen.

Wird dieser Trigeminus-Nerv
- mechanisch, z.B. durch Spannung, Druck, Gefäßerweiterung und Verengung, also Gefäßbewegung oder
- elektrisch durch Reize wie Sehunschärfe, Bildschirmarbeit u.a. oder
- chemisch durch Neurotransmitter u.a.

gestört, kommt es zur Ausschüttung von Entzündungsbotenstoffen. Jetzt werden nicht nur die arteriellen Gefäße erweitert, sondern auch die Wanddurchlässigkeit erhöht. Blutplasma kann in die Umgebung austreten. Ähnlich wie bei einer Urticaria, Nesselsucht. Durch ein zuviel an Histamin und Tyramin kommt es zur Wanddurchlässigkeit und es entsteht ein Ödem, wie Quaddeln auf der Haut. Diese jucken, brennen und verschwinden erst nach Stunden und Tagen.

Bei einer Migräne wird im Kopf Hirngewebe aufgeschwemmt und entzündet sich. Schmerzimpulse werden ausgesandt und der Migränekopfschmerz beginnt. Hier erkennen wir schon den Ablauf, aber noch nicht den Beginn, die Ursache, den Auslöser.
Diese neuro-vaskuläre-Theorie scheint sich durchzusetzen. Denn nur über diese Therapie lässt sich der Erfolg bei der Beseitigung der Migräne durch Naturheilverfahren erklären und es ist auch irgendwie

logisch. Wahrscheinlich fließt noch ein Teil der Nerventheorie ein. Über eine einzelne Hypothesen lassen sich nicht unbedingt alle Erscheinungsformen erklären. Es müssen mindestens zwei vorliegen.

Man könnte die Migräneentstehung auf drei Pfeiler stellen:
- Genetik bzw. Veranlagung
- Blutgefäß oder neurogene Entzündung, die über verschiedene Formen der Überreizung entstehen. z.B. über Histaminosen, falsche Brille usw.
- Durchblutungsstörung mit dem Schwerpunkt Hochdruck. z.B. bei Dissstress, Aufregung, Vaskulitis usw.

Die konventionelle Medikamenten-Therapie

Diese Therapie ist eine Notlösung. Sie sollte nur angewendet werden als:
- Notfalltherapie
- Zwischenlösung bis zur Heilung
- Absolut letzter Ausweg, wenn nichts anderes mehr hilft oder die Ursache nicht gefunden wird oder der Patient noch nicht den richtigen Therapeut gefunden hat.

Die Therapeuten, die nur noch verordnen, haben sich selbst degradiert. Den Körper und die Abläufe des Körpers kennen und Vorgegebenes ablesen und verordnen hat wohl wenig mit ärztlicher Heilkunst zu tun. Trotzdem werden Medikamente benötigt und wir sind auch froh, dass es wirksame Mittel gibt. Der aufgeklärte Patient sollte auch darüber Bescheid wissen. Auch sollte er wissen, dass Migränemedikamente, falsch eingesetzt, zu Medikamenten-Kopfschmerz führen können. Dieser ist häufiger als wir glauben. Medikamente haben alle Nebenwirkungen und Wechselwirkungen mit anderen Medikamenten. Es ist also darauf zu achten, dass das richtige Medikament, in der richtigen Dosierung zur richtigen Zeit gegeben wird. Dabei sollte so wenig wie nötig verordnet werden. Mein Sohn, ein Internist, sagt immer: Keine Wirkung ohne Nebenwirkung in der Allopathie.

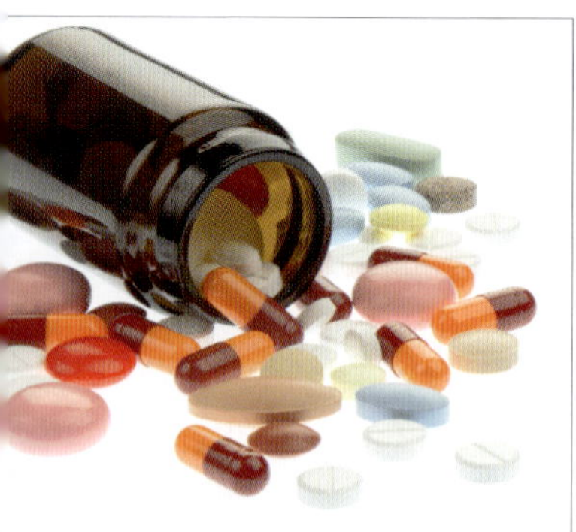

Es gibt häufig Abhängigkeiten mit einem starken Entzugsschmerz bei Reduzierung oder Weglassen der Präparate. Besonders ältere Patienten sind oft medikamentenabhängig. Da die starken Schmerzmittel verschreibungspflichtig sind, tragen Arzt und Apotheker eine immense Verantwortung. Es sollte bei allopathischen Arzneien keine Wirkstoffkombination, sondern nur immer ein Wirkstoff verwendet werden. Keine Kopfschmerzmittel an mehr als 10 Tagen pro Monat einnehmen! Für leichte Migräneformen reichen folgende natürliche und allopathische Präparate aus. Sie müssen allerdings direkt bei Beginn genommen werden.

- ASS oder Aspirin (Acethylsalizilsäure)
- Ibuprofen
- Paracetamol (Kinder-Kopfschmerzmittel)
- Phenazon
- Antimigren
- Petadolex

Minzöleinreibungen an Stirn und Schläfe kühlen und können dadurch die Gefäßerweiterung teilweise verhindern. ASS ist für Kinder nicht angezeigt. Für magenempfindliche Patienten sind ASS, Aspirin und Paracetamol nicht so gut geeignet. „Antimigren", Fa. Pascoe, hilft Kindern dagegen sehr oft. Der Patient kennt auch hier meist die geringste Menge bei ausreichender Wirksamkeit. Da es nach der Einnahme nicht zu einem Erbrechen kommen sollte, ist es ratsam, ein entsprechendes Emeticum einzunehmen. Das einfachste sind Ingwer-Tabletten. Sie eignen sich auch vorzüglich gegen Fahr- und Seekrankheit. Ebenso Apomorphinum Similiaplex, Fa. Pascoe. Es sollte bei jeder Medikamenteneinnahme immer viel getrunken werden.

- ASS ist
  blutverdünnend,
  fiebersenkend,
  entzündungshemmend und
  schmerzlindernd.
  Meist reichen 1-2 Aspirin mit Vitamin C als Brausetablette im Getränk aus. Inzwischen gibt es auch magenfreundliche Aspirin-Tabletten, die den Magen passieren, ohne sich vorzeitig aufzulösen.

- Ibuprofen ist
  schmerzlindernd,
  blutdrucksenkend,
  entzündungshemmend und
  fiebersenkend

Nebenwirkung: ähnlich wie ASS.
Die Dosierung sollte doppelt so hoch liegen wie bei ASS, um deren Wirksamkeit zu erreichen.

- Paracetamol ist
  schmerzlindernd und
  fiebersenkend.
  Es ist ein Kindermittel, hat aber auch sehr selten starke Nebenwirkungen!

Die wichtigsten Naturheilmittel

Sehr empfehlenswert zur Vorbeugung und Begleitbehandlung.

1) **Petasites spissum,** der Pestwurz. Zur Migräneprophylaxe eignet sich besonders gut der Extrakt aus der Pestwurz. Eine Pflanze, die fast überall in Deutschland wächst und in Feuchtgebieten zu Hause ist. Kennzeichnend sind rote und weiße Blütenpakete an dicken Dolden, etwa 30-40 cm hoch. Die Pflanze besitzt große, dunkelgrüne, fleischige Blätter. Der Extrakt hilft bei:
   - Migräne
   - Depressionen
   - Spannungskopfschmerzen
   - Magengeschwüren
   - Nackenverspannungen (Spasmolyticum)

   Hersteller der Tabletten ist die Firma Weber + Weber. Sie verkauft die Tabletten unter dem Markennamen Petadolex. Das Präparat ist verschreibungsfrei und ebenfalls sehr empfehlenswert zur Vorbeugung und Begleitbehandlung. Für Pestwurz liegen mehrere klinische Wirksamkeitsstudien vor.

2) **Acethylsalizilsäure** der Inhaltsstoff von ASS, Aspirin und anderen Markennamen wird jetzt auch als natürliches, rechtsdrehendes Medikament in Form von Tees von diversen Firmen angeboten. Es scheint weniger starke Nebenwirkungen zu haben als die linksdrehenden, künstlich hergestellten Präparate. Diese Säure wurde schon um 1850 aus der Weidenrinde und Mädesüß gewonnen.

3) **Magnesium Brausetabletten** sind in der Anfangsphase der Migräne und als Prophylaxe hilfreich.

Hier noch einige pflanzliche und homöophatische Einzelmittel und Komplexmittel, die sich der Patient rezeptfrei in der Apotheke kaufen kann. Es sind Präparate, in denen keine chemischen Wirkstoffe enthalten sind. Sie wirken nicht sofort, sondern können über Wochen und Monate eingenommen, eine langsame Schmerzlinderung über Jahre bewirken. Eine fachkundige Beratung beim Heilpraktiker oder Apotheker ist aber immer angebracht. Denn pflanzliche Wirkstoffe in hoher Konzentration bewirken Beschwerden und Symptome, die in homöopatischer Form zum Verschwinden gebracht werden.

4) **Iris versicolor** (C30, 1 x/Woche oder D3 täglich), die verschiedenfarbige Schwertlilie verursacht Stirnkopfschmerz mit Übelkeit und Schwindelgefühl nach geistiger Anstrengung (Wochenendmigräne), periodischer Schläfenschmerz, Enthalten in Antimigren, Fa. Pascoe.

5) **Asarum europaeum** (D4), der Haselwurz, verursacht einen zusammenpressenden Kopfschmerz mit einem Spannungsgefühl auf der Kopfhaut. Das Kämmen der Haare ist schmerzhaft. Enthalten in Antimigren, Fa. Pascoe.

6) **Paris quadrifolia** (D4), die Einbeere, verursacht ein schmerzhaftes Gefühl in der Scheitelgegend, Hinterkopfschmerz mit dem Gefühl des Zusammenziehens der Kopfhaut. Enthalten in Antimigren, Fa. Pascoe.

7) **Cyclamen europaeum** (D4), das gemeine Alpenveilchen, verursacht einseitigen Kopfschmerz mit Drehschwindel. Enthalten in Antimigren, Fa. Pascoe.

8) **Gelsemium sempervirens** (D4), der gelbe Jasmin, verursacht ein Schläfenschmerz, der den Trigeminuslinien entlang verläuft. Dumpfes Schweregefühl der Augenlider und des Kopfes. Schmerzhafte Kopfhaut und Hinterkopfschmerz. Pressendes Bandgefühl um den Kopf herum. Es ist enthalten in Gelsemium Oligoplex, Fa. Madaus.

9) **Chrisanthemum parthenium** (0 =Urtinktur), das Mutterkraut, ist eine entkrampfendes Mittel und hemmt die Prostaglandinsynthese. Es reduziert Übelkeit und Schwindel. Zudem vermindert es die Serotonin- und Histaminausschüttung. Angewendet wird es in der Urtinktur = 3 x 25 Tropfen, danach 6 Wochen 1 x täglich 30-40 Tropfen. Es ist enthalten in Nemagran, Fa.Nestmann, Fertigarzneimittel. Mutterkraut beugt der Migräne vor und wirkt entzündungshemmend, das erbrachte eine Doppelblindstudie. Auch für Mutterkraut liegt ein klinischer Wirksamkeitsnachweis vor.

10) **Glonoinum** (D6), verursacht Herzklopfen, pulsierenden Nackenschmerz, Angst, Flimmerskotom. Es ist enthalten in Acidum phosphoricum Oligoplex, Fa. Madaus.

11) **Stramonium** (D3), verursacht bohrenden Stirnkopfschmerz und ist enthalten in Lobelia Oligoplex.

12) **Spigelia** (D4), verursacht Schläfenkopfschmerz und ist enthalten in Salix Oligoplex, Fa. Madaus. Es verursacht auch Neuralgien im linken Bereich des Nervus Trigeminus, sowie linker Arm und linke Schulter.

13) **Sanguinaria** (D4), kanadischer Blutwurz, wirkt bei Kopfschmerzen nach Weingenuss, Völlerei und Hungerkopfschmerz. Die Schmerzen beginnen im Hinterkopf und enden am rechten Auge. Der Patient ist geräusch- und geruchsempfindlich. Es ist ein periodisch wiederkehrender Schmerz bei geschwollenen Schläfenvenen. Es ist enthalten in Sanguinaria Similiaplex, Fa. Pascoe.

14) **Cimicifuga** (D3), das Wanzenkraut wirkt bei Menstruationskopfschmerz. Hauptsächlich liegen die Schmerzen linksseitig. Die Schmerzen verlaufen von innen nach außen, also ins Auge und

zum Nacken hin. Drückender Hinterkopfschmerz, Depressionen. Typisch: Je stärker die Regel, desto stärker der Kopfschmerz. Es ist enthalten in Cimicifuga Similiaplex, Fa. Pascoe.

15) **Coffeinum** (D6), Kaffee verursacht den Nagelkopfschmerz mit Ruhelosigkeit, Schlaflosigkeit, Einzelmittel, Fa. DHU.

16) **Belladonna** (D6), Tollkirsche, verursacht klopfende Kopfschmerzen, rotes Gesicht und Überempfindlichkeit, sowie Hitzegefühl. Es ist enthalten in Belladonna Similiaplex, Fa. Pascoe.

Allopathische Medikamente gegen schwere Migräneformen

Es handelt sich hier um diverse Triptane, „neue, moderne Allopathika". Sie verhindern die Freisetzung von Neurotransmittern (Botenstoffen). Damit kann es nicht mehr zu einer lokalen Nervenentzündung an den Blutgefäßen im Gehirn kommen. Die Sauerstoffversorgung im Gehirn normalisiert sich dabei.

Triptane

Die Triptane sind seit 1990 auf dem Markt. Inzwischen gelten sie als modernste Antimigränemittel. Es gibt sie als Tabletten, Nasensprays, Injektionen und Suspensionen. Sie unterscheiden sich in der Gängigkeit durchs zentrale Nervensystem, Bioverfügsamkeit, Wirkungseintritt und Langzeitwirkung. Triptane sollten nicht sofort hoch dosiert gegeben werden, sondern bei Bedarf nachdosiert werden. Bei ständig zu hoher Dosierung und Dauermedikation besteht die Gefahr, eine Unverträglichkeit durch einen arzneimittelverursachten Kopfschmerz zu bekommen. Triptane dürfen Schwangeren nicht verordnet werden! Auch besteht bei längerfristiger Einnahme von Triptanen die Gefahr von Hirnschlag und Herzinfarkt. Ab dem 60. Lebensjahr sollten die Triptane nicht mehr verordnet werden.

Mutterkornalkaloide (Secale cornutum)

Mutterkornalkaloide (Ergotamin) waren vor Einführung der Triptane die erste Wahl. In der Natur enthalten die schwarzen Körner am Rog-

gen die gefäßverengenden Gifte. Wenn man im Mittelalter zuviel Brot mit schwarzem Korn aß, konnten die Beine abfaulen.
Obwohl die Wirkung bei Migräne seit Ende des 18. Jahrhunderts bekannt ist, gab es kaum klinische Studien darüber (keinen wissenschaftlichen Nachweis), wurde aber trotzdem offiziell verordnet.
Die Wirkungsweise der Mutterkornalkaloide ist ähnlich der der Triptane, nur haben sie noch mehr Nebenwirkungen. Hauptsächlich handelt es sich hier um vaskuläre Gefäßengstellungen mit teilweise starken Durchblutungsstörungen bis in die Beine. Daraus resultieren manchmal Muskelkrämpfe. Heute gelten diese Mittel als Mittel 2. Wahl.

Antiemetika

Antiemetika (Antibrechmittel) werden manchmal zusammen mit einem Schmerzmittel eingesetzt. Aber es hat sich gezeigt, dass oft nach dem Erbrechen eine Linderung einsetzt. Die schulmedizinischen Arzneien sind Domperidon und Metoclopramid.

Zur Zeit gibt es folgende Präparate:

- Sumatriptan wirkt schnell bei über 80% der Patienten
- Naratriptan hat weniger Nebenwirkungen als Sumatriptan
- Zolmitriptan wirkt ähnlich dem Sumatriptan
- Eletriptan hat weniger Nebenwirkungen an den Herzkranzgefäßen. Nebenwirkung nur bei 4% aller Patienten.
- Almotriptan wirkt sehr zuverlässig
- Rizatriptan schneller Wirkungseintritt, geringe Nebenwirkung an anderen Blutgefäßen
- Frovatriptan langanhaltende Wirkung

Diese Präparate sind contraindiziert bei:

- Bluthochdruck
- medikamentenverursachtem Dauerkopfschmerz
- Durchblutungsstörungen
- Leber- und Nierenerkrankungen

Das Patientenalter sollte nicht über 60 Jahre betragen, denn diese Präparate verengen die Herz- und Hirngefäße. Kinder unter 12 Jahre sollten diese Präparate nicht einnehmen.

Mögliche Nebenwirkungen sind:
- allgemeine Schwäche
- Schwindel
- Übelkeit
- Herzschmerz
- Unruhe
- Hitzegefühl
- Brust- und Halsenge

Migräneprophylaxe

Die Migräneprophylaxe hat das Ziel, Schwere und Häufigkeit der Migräne ohne Schmerzmitteleinnahme zu senken. Anzuwenden ist die Prophylaxe bei extremen Leidensdruck und Vernichtungsschmerzen.

Betablocker sind Mittel der 1. Wahl, z.B. Propranolol und Metoprolol. Diese Mittel wirken normalisierend auf das zentrale Nervensystem. Auch Bisoprolol und andere werden neuerdings eingesetzt. Sie wirken besonders gut bei Migränikern mit Bluthochdruck. Leider reagieren viele Menschen allergisch auf Betablocker.

Ein weiteres Mittel sind Calziumkanalblocker wie der Calciumantagonist Flunarzin. Wahrscheinlich, aber nicht belegt, wirken auch andere Kalziumantagonisten, besonders bei Bluthochdruckpatienten.

Antiepileptika können manchmal die Häufigkeit der Anfälle reduzieren, wie z.B. die Valproinsäure. Ein Mittel, dass auch bei Trigeminunsneuralgien häufig eingesetzt wird, ist Gabapentin. Es reduziert auch die Migränehäufigkeit etwas.
Ein einziges Antidepressivum, nämlich Amytriptilin, wirkt gut als Migräneprophylaxe und gilt als 1. Wahl.

Verehrte Leser, bleiben Sie skeptisch gegenüber den „Wunderpillen". Denn bei ihnen gilt: „Keine Wirkung ohne Nebenwirkung!"

Medikamentenhersteller leben vom Umsatz, nicht von gesunden Menschen. Und es ist ja so einfach, etwas zu verordnen statt zu therapieren. Ein guter Akupunktur-Arzt lernt 1.500 Stunden, bis er damit arbeiten kann. Wie lange lernt ein Verordner? Und für viele Patienten ist es so einfach, eine Tablette zu schlucken, ohne sich einer langwierigen, vielleicht auch schmerzhaften und teuren Therapie zu unterwerfen. Gerade beim therapieren kommt es nicht auf Doppel-Blind-Studien an, sondern auf die Qualität und das Können des Therapeuten. Leider gibt es auch hier große Leistungsdifferenzen. Erfahrung und Können kann der Therapeut nicht ablesen, die muss er sich im Laufe der Zeit durch ständige Übung antrainieren. Wenn wir in der Naturheilkunde von Therapeuten sprechen, meinen wir immer den guten Therapeuten. Aber der ist auch nicht so leicht zu finden. Das wird immer ein Problem für den Patienten und das Gelingen einer Therapie, auch bei der Durchführung von klinischen Studien, bleiben. Das gilt für den Arzt und Heilpraktiker gleichermaßen.
Der Griff zur Tablette mit dem Ziel der schnellen Linderung ist einfach, der Weg zur Heilung beschwerlich. Andererseits brauchen wir diese Medikamente für die Zeit bis zur Gesundung, damit wir arbeitsfähig bleiben.

Der Weg zur Gesundheit

So könnte ein Weg zur dauerhaften Schmerzbefreiung aussehen: Der Migränepatient betritt die Praxis. Der Therapeut vermittelt ihm, dass er Zeit für ihn hat.

Anamnese:

- Ein Vordruck mit Namen, Adresse, Krankenversicherung, Stuhlhäufigkeit, Operationen, Medikamente, usw. wird von mir ausgefüllt.
- Dann erzählt er seine Leidensgeschichte. Ich unterbreche ihn nur, um seine Aussagen in die richtigen Bahnen zu lenken. Anfangs ist es wichtig, ihn nur erzählen zu lassen, möglichst nicht unterbrechen. Er berichtet jetzt subjektiv, begleitet von seinen Gefühlen und Empfindungen. Man erfährt so viel mehr, als wenn er nur einen Fragebogen ausfüllt. Denn wichtig sind auch negative Ereignisse, Umfeld, Familie, einfach das, was ihn beschäftigt, worunter er psychisch leidet,

seine Probleme, seine Ängste. Wichtig ist es, Situationen herauszufinden, in der er negativen Stress hat, die ihn beunruhigen. Disstress und Probleme können für Migräne ein Trigger sein.
- Ein weiterer Punkt betrifft die Migräne selbst. Hier sollten gezielt objektive Fragen gestellt werden, um den Kopfschmerz zu differenzieren und einzuordnen.

Hier die wichtigsten Fragen, die auch korrekt beantwortet werden sollten. Lassen Sie dem Patienten Zeit zum Überlegen.
- In welchem Jahr begannen ihre Kopfschmerzen?
- Fielen sie mit irgendeinem Ereignis zusammen? (Zahnarzt, Scheidung, starke Medikamente)
- Treten die Kopfschmerzen während oder vor der Regelzeit auf?
- Gibt es irgendwelche Trigger, die sie kennen? (Rotwein, Stress, Schokolade)
- Bläht der Bauch in der ersten Zeit, verbunden mit Wasserkollern?
- Dauern die Kopfschmerzen 2-72 Stunden an oder wie ist der Schmerzverlauf?
- Liegt ein halbseitiger Kopfschmerz vor?
- Wo beginnt er, wo endet er?
- Sind die Kopfschmerzen pulsierend und pochend, stechend, urplötzlich einschießend drückend?
- Verschlimmert körperliche Arbeit den Kopfschmerz?
- Sind sie trotzdem noch arbeitsfähig oder brauchen sie Ruhe und Dunkelheit?
- Werden die Kopfschmerzen von Übelkeit und Erbrechen begleitet, geht es ihnen nach dem Erbrechen besser?
- Sind sie licht-, lärm- und geruchsempfindlicher als üblich während der Kopfschmerzzeit?
- Nehmen sie Schmerzmittel und wenn, welche?
- Wann nehmen sie die Schmerzmittel ein, vor der Regel, vor Aurabeginn oder beim beginnenden Schmerz?
- Kennen sie ihre Organprobleme, gibt es Nieren- oder Gallensteine in der Familie?
- An wie viel Tagen im Monat haben sie Kopfschmerzen?
- Haben sie eine Aura vor Kopfschmerzbeginn?
- Welche Medikamente helfen ihnen?

Aus diesem Fragenkomplex kann sich der Therapeut schon ein Bild von der Migräneart machen und von anderen Kopfschmerzformen differenzieren.

- Es folgt eine genaue Augendiagnose, eventuell mit Fotos. Hier können wir im Vorfeld der Untersuchung schon Erkrankungen vermuten. Wir erkennen sehr schnell den häufigen Blähbauch, Roehmheld-Syndrom, Darmentzündungen, Allergiebereitschaft, bestimmte Tumore, Wirbelfehlstellungen usw. Es ist eine Grob- und Hinweisdiagnose.
- Jetzt beginnt die wichtigste Untersuchung: Das Testen. Es gibt mehrere Testverfahren. Wir wenden das Vega-Filterverfahren nach Dr. Dr. Schimmel an. Der Teller mit 180 gängigen Lebensmittel-Ampullen wird in die Apparatur gesetzt und innerhalb weniger Minuten haben wir einen Überblick über die unverträglichen Lebensmittel. Bei der Migräne spielen hauptsächlich die stark histamin- und tyraminhaltigen Lebensmittel eine Rolle. Wir können auch mitgebrachte Nahrungsmittel innerhalb von wenigen Sekunden auf Verträglichkeiten durchtesten.
- Als nächstes folgt der Organtest, der uns sagt, ob Organe noch voll funktionieren oder aus irgendeinem Grund Organschwächen und Fehlfunktionen vorliegen. Zum Beispiel kann eine Schwäche der Bauchspeicheldrüse zu Problemen mit der Fettverdauung führen. Als Folge entsteht ein geblähter Bauch durch Bildung von giftigen Faulgasen, teils auch Gärgasen. Auch Entzündungen im Körper reduzieren unser Immunsystem. Folge: je schlechter das Immunsystem, desto stärker die pseudo-allergischen Reaktionen. Und diese sind ja teilweise verantwortlich für die Migräne. Durch diesen Test, wir haben zur Zeit 15 Teller mit je 180 Testampullen, können wir viele Ursachen und Probleme erkennen, die die Qualität unseres Immunsystems reduzieren. Es können so entsprechende Therapien ermittelt werden, weiterhin verursachende Viren, Bakterien, Pilze, Würmer und andere krankmachende Mikroorganismen. Wichtig ist die Testung der diversen Zahnmaterialien, sowie Zahnherde. Hier liegen nicht nur trigeminusreizende Stellen, sondern oft auch allergische Reaktionen auf Zahnwerkstoffe, vor.

~ 60% meiner Patienten können Amalgam nicht vertragen. Dazu gehören u.a. Quecksilber, Cadmium und Blei.

~ 20% können Goldverbindungen nicht vertragen, dazu gehören meist Reingold, Iridium, Palladium.

Was teste ich im Allgemeinen aus?

- Möglichst viele Lebensmittelarten. Über die Ampulle Histaminum kann ich allergisch bedingte Reaktionen von pseudoallergischen differenzieren. Bei der Blutuntersuchung stellen wir nur echte Allergien fest. Hier erhöhen sich die Immunglobulinwerte teilweise um das Zigfache. (IgA, IgM, IgE usw.)
- Pseudoallergien sind schulmedizinisch nicht gut zu erfassen. Deshalb werden Hautteste, wie Quaddeln auf die Haut spritzen usw. schulmedizinisch durchgeführt. Aber die Schleimhaut kann ich damit nicht testen. Die meisten Reaktionen entstehen durch Pseudoallergien (Histaminosen).

Wir besitzen diverse Reaktionsfelder.

- *Außenhaut,* beim Erwachsenen ~2 qm. Gängige Reaktionen mit stark allergischer Beteiligung sind Neurodermitis, Akne, Schuppenflechte, Lichen ruber, Lupus erythemathodes, Urticaria (Nesselsucht), Histaminose.
- *Schleimhaut,* beim Erwachsenen ~400 qm
- *Stirnhöhle*: Pollinose bei Neurodermitis oder Schuppenflechte, tränende Augen, Polypen (~1 qm)
- *Bronchien:* Asthma bei Neurodermitis oder Schuppenflechte
- *Mund- und Rachen:* Lichen ruber, Quincke-Oedem, Urticaria, Aphten
- *Magen:* Erbrechen nach dem Essen, Aufstoßen, Sodbrennen, Krämpfe
- *Darm:* Colitis ulcerosa, Diarrhöe, Morbus Crohn, Blähbauch, Colitis mucosa, Nabelkoliken
- *Genitalschleimhaut:* Verstärkte Regelbeschwerden, Zystitis, chron. Entzündungen auf der Genitalschleimhaut, Urethritis, Prostatitis
- *Knochenhaut:* ~1 qm beim Erwachsenen. Psoriasisarthritis, juvenile Arthritis
- Lupus erythemathooles u. a. m.
- Auch Nerven können betroffen sein, z. B.: beim Hyperaktiven: Unverträglichkeiten und Schilddrüsenüberfunktionen beim Migräniker: Trigeminus-Nerv und Histamin- und Tyraminunverträglichkeit. Zu den allergischen und pseudoallergischen Reaktionen, die zeitweise

unsere Immunlage reduzieren, gehören auch Intoleranzen wie die MilchzuckerIntoleranz (Lactose) oder die Sprue, Intoleranz auf Gluten (Inhaltsstoff von Getreide), usw.

Das alles wird in wenigen Minuten ermittelt. Die naturheilkundliche Test-Untersuchung ist relativ genau, schnell und preiswert und zur Zeit durch nichts zu ersetzen.

Was kann man mit dieser Methode noch testen?

- Lebensmittel auf Verträglichkeit
- Organfunktionen, auch die Trigeminus-Beteiligung
- alle Medikamente auf Verträglichkeit und Wirksamkeit
- Homöopathische Hochpotenzen für die „Psyche"
- Biologischer Index: Hier wird kontrolliert, ob der körperliche und seelische Zustand dem tatsächlichen Alter entspricht.
- Ursachen für Entzündungen und andere Erkrankungen
- Zahnmetalle auf Verträglichkeit
- andere Zahnprobleme, Entzündungen, Fisteln usw.
- organstimulierende Medikamente
- Komplexmittel
- wirksame Präparate gegen Migräne
- diverse rheumatische Erkrankungen und die Differenzierung.

Die verschiedenen Testformen

Auch hier ist immer die Fähigkeit des Therapeuten mitentscheidend. Gängige Testverfahren sind:

- **EAV-Test:** Er ist heute meist computerunterstützt, Vorteil: sehr anschaulich und nachvollziehbar für Therapeuten und Patienten. Nachteil: größerer Zeitaufwand.
- **BFD-Test:** Bioelektrische-Funktions-Diagnose. Für den fortgeschrittenen Tester, aber nicht mehr so anschaulich.
- **Vega-Filter-Verfahren:** Schlecht nachvollziehbar für den Patienten, dafür aber sehr schnell und effektiv.
- **Kineosologie:** Sehr wirksames Verfahren. Dies können auch Patienten erlernen. Man braucht keine Geräte. Vorteil: Man kann alle Lebens-

mittel zu Hause testen, leicht erlernbar. Nicht besonders praxistauglich, allerdings hat dieses Verfahren einen großen Vorteil z.B. es gibt 1.300 Apfelsorten, 30 Sorten sind marktgängig. Normalerweise wird nur grob eine Sorte getestet. Kineosologisch kann ich zu Hause die jeweilige Sorte testen.

Eine Mitarbeiterin kann nur „alte" Züchtungen, wie Boskopapfel, vertragen. Von anderen bekommt sie ein Quincke-Ödem. Hier ist die Kineosologie-Testung angebracht.

Funktion des Vega-Filter-Verfahrens

Der Patient setzt sich neben den Therapeuten vor das Testgerät. Es ist ein Widerstandsmessgerät, das Veränderungen über eine Skala und Tonhöhen angibt. In eine Testwabe wird das zu testende Medium eingelegt. Der Patient bekommt eine Kontaktelektrode in die Hand gedrückt, die er auch fest umgreift. Mittels eines Testgriffels wird ein bestimmter Punkt in der Hand (Nervenpunkt) auf Reaktionsveränderungen des jeweiligen Mediums überprüft. Der Kreislauf ist geschlossen. Bei einem Zeigerabfall der vorher ermittelten Normwerte ist das Medium nicht in Ordnung.
Um den Vorgang der Mengentestung zu beschleunigen, wird ein Gerät zum Aufnehmen von Test-Tellern à 180 Testwaben zwischengeschaltet. Über eine Fußschaltung werden mit jeder Testung alle 5 Sekunden 6 Testampullen, die sich in den vergoldeten Waben befinden (Gold aufgrund der Oxidationsgefahr), abgefahren. Wenn in den 6 Komplex-Testungen sich ein Medium befindet das anschlägt, werden sie einzeln abgefahren. So werden in wenigen Minuten 180 Testampullen kontrolliert.

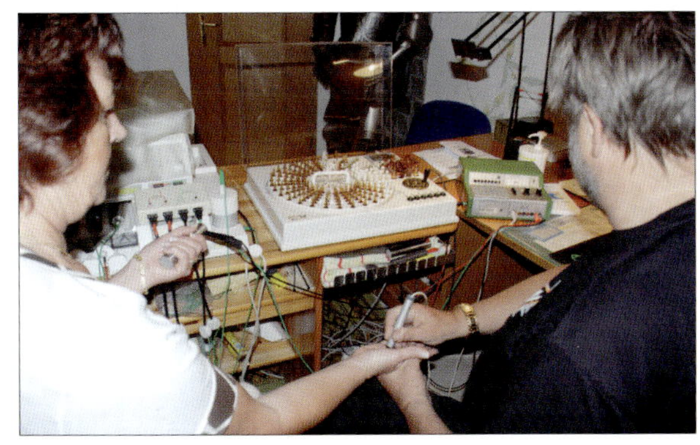

Alle negativen Testergebnisse werden notiert. Nun wird der Blutdruck ermittelt und der Patient nach dem früheren Blutdruckwert befragt. Immer häufiger kommt es vor, dass Patienten mit rotem Kopf und dumpfen Kopfdruck und Kopfschmerz unsere Praxis aufsuchen. Sie haben vielleicht einen Blutdruck von 140/80. Viele Therapeuten meinen dann im Allgemeinen: „Optimal!" Mit dem Blutdruckwert werden Sie alt! Das stimmt nicht unbedingt. Früher war der Blutdruckwert vielleicht 100/60 ein Normalwert für den Patienten. In diesem Fall ist ein Wert von 140/80 ein Bluthochdruck, der unbedingt gesenkt werden muss. Er kann für Migräne ein Trigger (Auslöser) sein.
Dann wird diagnostisch der Spannungskopfschmerz abgeklärt und eventuell ausgeschlossen. Häufig sind aber beide Formen vergesellschaftet. Ursache des Spannungskopfschmerzes sind oft Fibromyalgien. Das sind Muskelansatzreizungen. Muskeln, Sehnen- und Bänder sind durch Dauerbelastung im Befestigungsbereich am Knochen an verschiedenen Stellen schmerzhaft. Es sind Mikrorisse im Muskel- oder Sehnenansatz entstanden. Ursache: Dauerbelastung, körperlich oder psychisch. Sie liegen im Allgemeinen auf dem Sternum, neben dem Sternum zwischen den Rippen, im Achselhöhlenbereich und entlang der Brustwirbelsäule. Wichtige Punkte für den Oberkörper liegen noch am Schambeinbereich und in der Hand.

Getestet wird mit dem Akupunktur-Suchgerät millimetergenau. Gespritzt wird meist Procain, 1-2 ml jeweils, subcutan (unter die Haut). Natürlich kann man sich auch seelisch verspannen.
Prinzipiell sollten vor oder während der Migränebehandlung alle Trigger, bzw. alle anderen Kopfschmerzformen, beseitigt werden. Dazu gehört auch die chiropraktische Behandlung, die inzwischen von vielen Orthopäden und Heilpraktikern durchgeführt wird.

Die Chirotherapie

Die Chirotherapie galt bis ~1990 als Scharlatanerie, die von „manchen" Heilpraktikern durchgeführt wurde. Erst in der neueren Zeit wurde sie aufgrund der Effektivität immer mehr schulmedizinisch vereinnahmt. Im Mittelalter und der frühen Neuzeit wurde sie von Bauern

und Schäfern entwickelt. Die Durchführung der Chiropraktik ist bei Heilpraktikern heute normaler Alltag und aus dem Tagesgeschäft nicht mehr wegzudenken.
Verdienste in der Entwicklung und Perfektion in dieser Therapierichtung erwarben sich Dr. Ackermann, Dorn, Breuß und diverse amerikanische Osteopathen. Die Chirotherapie kennt wirksame Grifftechniken zur Reposition von Wirbeln und Gelenken. Was ist logischer als ein ausgerenktes Gelenk wieder einzurenken? Erstaunlich, dass das vor 1990 in Deutschland noch als Scharlatanerie gebrandmarkt wurde und auch heute noch wird vor denen, die diese Therapie nicht beherrschen, gewarnt.

- Das ist gefährlich, man kann Dauerschäden bekommen oder sogar sterben.
- Das soll man nicht so oft machen, sonst leiern die Bänder aus.
- Danach wird es noch schlimmer.

Was für ein Unsinn.

Viele Symptome können auch mit Hilfe der Chirotherapie beseitigt werden. Zum Beispiel:

- Karpaltunnel-Syndrom
- Schulter-Arm-Syndrom
- Tennisarm (Epicondylitis)
- Spannungskopfschmerz
- Ischialgien
- Herzrhythmusstörungen
- eingeschlafene Fingerpaare
- „Witwenbuckel"
- Hüftschmerzen
- Rückenschmerzen
- Fersensporn
- Schwindel
- Tinnitus
- u. a. m.

Externe Fehlhaltungen durch Beruf und Sport, Unfälle wie Schleudertraumen, Sportunfälle, Fibromyalgiesyndrom (FMS) durch chronische psychische Verspannungen und einseitige Dauerbelastungen,

schmerzhafte Krankheiten mit ihrer Schonhaltung, können zu winzigen Wirbel- und Gelenkverschiebungen führen. Zwischenwirbellöcher als Austrittsstellen von Spinalnerven werden dadurch verengt. Wenn ein Nerv gedrückt, gespannt, verletzt wird, zieht er sich zusammen und führt auf seinem Weg zu Schmerzzuständen. Es kommt zu Reizzuständen. Blut- und Lymphgefäße werden verengt. Gereizte Nervenbahnen führen zu Segment- und Organstörungen. Durch gezielte Handgriffe am optimal liegenden oder stehenden Patienten werden diese Blockaden gelöst. Häufig hört man ein lautes Knacken. Hier brechen keine Wirbelkörper, sondern ein Vakuum im eingeklemmten Bereich wird gelöst. Dadurch entsteht ein leichter Knall. Meistens sind nur drei Behandlungen bei Erwachsenen notwendig. Die Behandlung darf nur von Heilpraktikern und Medizinern durchgeführt werden, die auch noch zusätzlich versichert sein müssen.
Die Beweglichkeit bei FMS-Patienten wird verbessert und die Schmerzintensität verringert, aber die FMS nur selten beseitigt. Als erste Hilfe und zum Abschluss nach Abheilung der FMS wird die Chirotherapie von uns durchgeführt. Bei Kindern ist oft nur eine Behandlung notwendig. Die Chirotherapie ist eine wichtige Säule in der Behandlung von FMS. Erfahrungen von vielen Tausend Therapeuten liegen vor.

Hier einige Bilder von typischen Grifftechniken.
Reponierung des LWS-Bereichs.

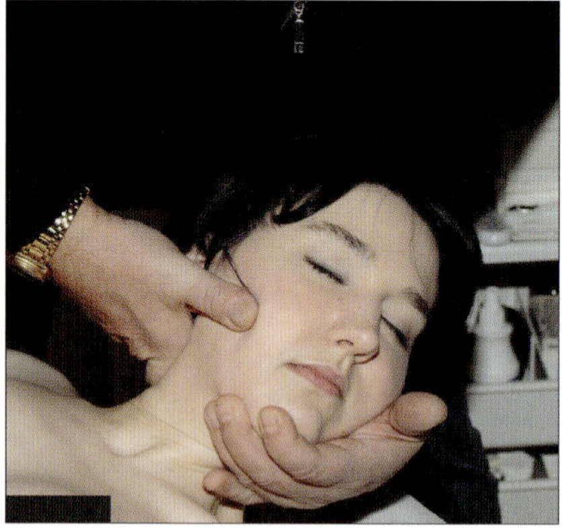

HWS

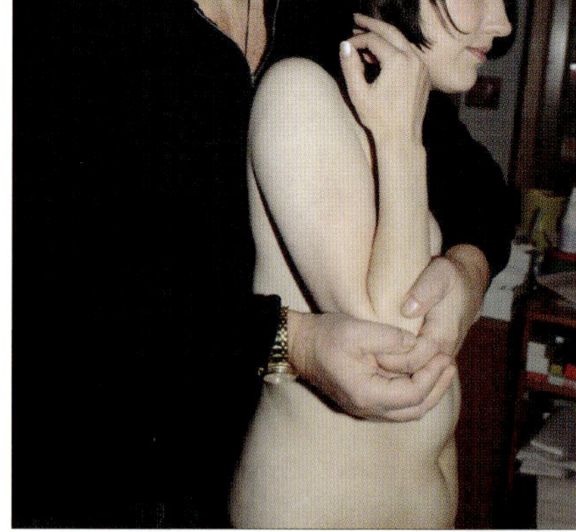

BWS

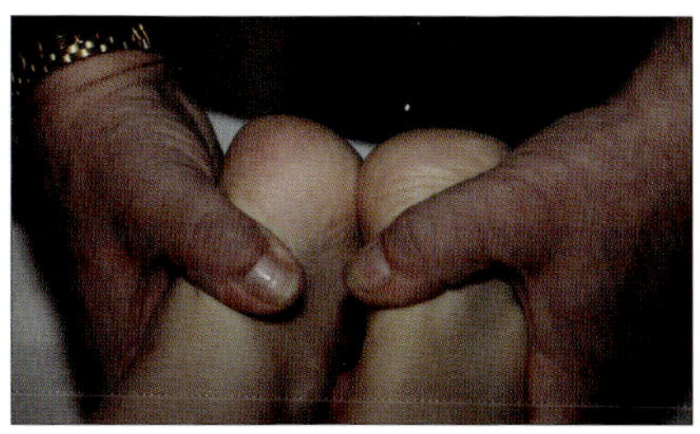

Fuß

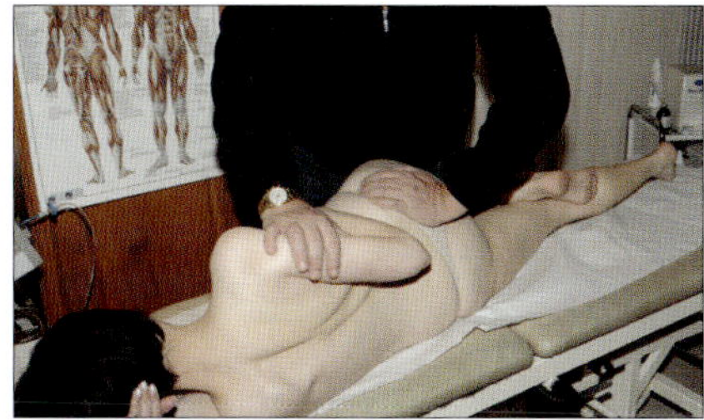

LWS

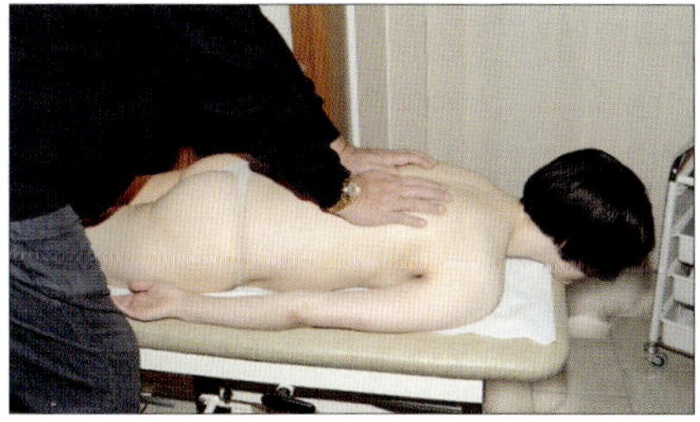

BWS

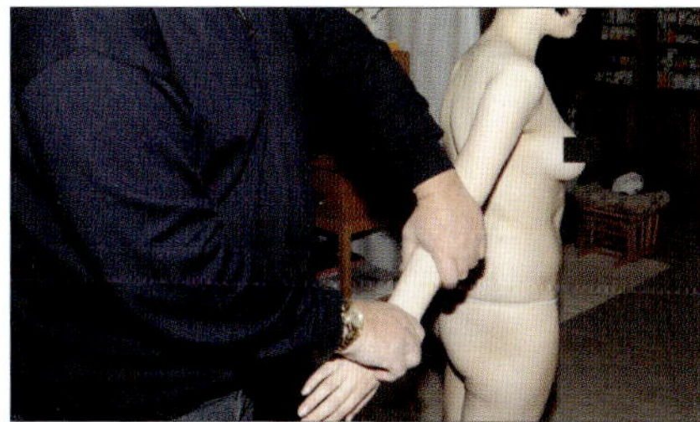

Ellbogen

Jetzt steht die Diagnose fest: Migräne

Ursachen, Auslöser und Behandlung durch Nahrungsmittel

Ursachen (Trigger): Nahrungsmittelunverträglichkeiten in der Reihenfolge der Häufigkeit. Meist handelt es sich um stark tyramin- und histaminhaltige Lebensmittel.

- Kuh- und Sauermilchprodukte
- Schokolade, Tomaten, eingelegte Heringe, Sardellen
- Rahmprodukte, besonders Blauschimmelkäse
- Obst: Grapefruit, Kiwi, Erdbeeren, Pfirsiche
- Weizen, Rotwein
- Glutamat (E621,623,631)
- Geräucherte Fleisch- und Fischarten
- Soja-Produkte

Schwankender Blutzuckerspiegel: Durch zuviel körperliche Bewegung kann bei manchen Patienten die Migräne ausgelöst werden. Deshalb ist es wichtig, regelmäßig Nahrung zu sich zu nehmen. Viel Gemüse,

Kartoffeln, Reis, Hirse, Roggenprodukte. Wenig tierische Eiweiße, um eine starke Fäulnisbildung zu vermeiden.

- psychischer Stress durch zu hohen Leistungsdruck (Angst um den Arbeitsplatz, Ehe)
- zu lange Fernsehzeiten,
- zu lange Computer-Arbeitszeiten
- falsche Brille, Sehunschärfe
- geistige Überarbeitung
- Dissstress durch ungeliebte Arbeiten
- Aufregung und Ärger
- familiärer Stress
- Bluthochdruck
- Außenkälte

Tatsächlich kommt es oft zu Migräneanfällen. Es müssen Ruhezeiten eingeplant werden. Pausen, Abwechslung, Arbeitsplatzwechsel sind, soweit möglich, einzuplanen. Körperlicher Stress ist manchmal ein Trigger:
- durch unregelmäßigen Lebensrhythmus
- den Wechsel vom Arbeitstag zum Wochenende
- Wetterwechsel
- überhitzte und schlecht gelüftete Räume
- Kälte, vom warmen Zimmer in die kalten Zimmer
- Leistungssport
- organische Fehlfunktionen, Nackenprobleme
- Gerüche können ebenso ein Trigger sein z.B.
- Autoinnenluft (Kunststoffgeruch)
- Autoabgase
- Parfümgerüche
- Formaldehyd

Gerüche zählen allerdings zu den allergischen Reaktionen der Höhlenschleimhäute. Wir kennen jetzt also die direkten Ursachen. Das sind Stress in mehreren Formen und allergische Reaktionen, sowie Halswirbelsäulen-Probleme und Organerkrankungen.

Wenn ich mich früher zu heftig aufregte, bekam ich Urticaria, Nesselsucht, besonders am Hals. Es waren viele kleine mit Lymphflüssigkeit gefüllte Bläschen. Dies ging mit einer Rötung im ganzen Bereich einher. Zudem juckten diese Bläschen und wenn ich sie mir aufkratzte, lief die klare Lymphflüssigkeit heraus und es brannte an diesen Stellen auf der Haut, dasselbe passierte nach Sektgenuss. Nach mehreren Stunden gingen diese Beschwerden dann zurück. Die Haut war wieder so, als ob nichts gewesen ist. Ursache war Stress und Nahrungsmittelunverträglichkeit.

Ich erinnere mich an eine ältere Patientin, 62 Jahre alt, aus R. Sie litt seit 10 Jahren an Urticaria, hauptsächlich am Oberkörper, Armen und besonders im Gesicht. Das Gesicht war dann so verquollen, dass sie sich nicht traute, die Wohnung zu verlassen. Der Zustand hielt ständig an, nur die Intensität schwankte. Sie litt extrem. Cortisone und Antihistaminika halfen nicht mehr. Wir testeten sie aus. Ihre Unverträglichkeiten waren meist stark histaminhaltige Lebensmittel. Diese mied sie dann. Die Therapie bestand aus 52 Colon-Hydro-Therapien und die Pseudoallergien mitsamt der Urticaria waren verschwunden, dauerhaft beseitigt auch nach 5 Jahren noch.

Sie, verehrter Leser, werden sich fragen, was hat das alles mit Migräne zu tun? Durch Zerstörung von Mastzellen im Körper wird u.a. Histamin freigesetzt. Histaminhaltige Lebensmittel tun ihr übriges. Tyramin ist ein Amin von Thyrosin (Aminosäure), Tyrosin wird bei Eiweißfäulnis zu den Giften Kresol und Phenol abgebaut. Es ist ein Produkt der bakteriellen Eiweißfäulnis im Dickdarm, sowie ein Gewebehormon, das die Kontraktur der glatten Muskulatur von Blutgefäßen und Uterus anregt. Dies führt zum oft Blutdruckanstieg.

Auch im Kopfbereich führen Allergien zu Reaktionen: Hauptfasern des Nervus Trigeminus enden an den größeren Blutgefäßen und dem Trigeminus-Nerv. Einerseits wird wohl der Nerv durch die Pseudoallergie gereizt. Dabei kommt es zur Freisetzung von Entzündungsbotenstoffen. Dadurch erweitern sich die arteriellen Gefäße. Die Wanddurchlässigkeit wird erhöht. Es kommt zur Entzündung des Hirngewebes und zur Aufschwemmung. Bei Tyraminfreisetzung kommt es zum

Blutdruckanstieg. Schmerzimpulse werden ausgesandt und verursachen den Migränekopfschmerz. Möglich ist auch der umgekehrte Weg. Durch die pseudoallergische Reaktion kommt es in den Blutgefäßen zu einer erhöhten Wanddurchlässigkeit. Blutplasma tritt aus und reizt den Nervus-Trigeminus durch Druck. Es kommt zur Freisetzung von Entzündungsbotenstoffen. Durch die Entzündung der Hirngefäße werden dann Schmerzimpulse gelöst und bewirken den Migräneschmerz. Bei einem Zuviel von Tyramin und dem Blutdruckanstieg kann es zu prall gefüllten Blutgefäßen im Schläfenbereich kommen. Diese reiben an dem Nervus-Trigeminus, was dann zur Reizung und zur Migräne führt.

In vielen Fällen kann ich durch eine Trigeminusbehandlung relativ schnell den Migräneschmerz stark reduzieren, teilweise auch beseitigen. Früher therapierte ich mit einem dauerhaften Erfolg von 50 % über 5 Jahre die Migräne alleine mit der Colon-Hydro-Therapie. Mit der Kombination von Colon-Hydro-Therapie und Trigeminus-Therapie ist der Erfolg, wie vorne schon beschrieben, durchschlagend.

Die „Neue Schmerztherapie nach Ullrich" (NSTU)

Wichtig, zumindest für den Einsteiger ist ein Akupunktur-Suchstift. Kostenpunkt: 50-100,- Euro. Fa. Medisana oder Fa. Methatec. Mit diesem Stift finde ich die schmerzhaften Punkte: Wenn wir das Gerät auf volle Leistung stellen, flackert bei einem Schmerzpunkt ein Lämpchen und es entsteht ein hoher Summton. Gleichzeitig können wir mit dem Gerät auch therapieren. Wenn man kein Suchgerät hat, reicht auch ein Daumendruck von ~2 kg auf die wahrscheinlich ansprechenden Punkte aus. Aber was ist an diesem System anders als bei anderen Schmerztherapien?

Wie entstehen die Schmerzen im Körper?

Es sind durch chronische Erregung und Anspannung einerseits und Dauerbelastung andererseits winzige Haarrisse am Muskelansatz und Faszien.

Körperliche Dauerbelastung entsteht manchmal:

- bei Kassiererinnen,
- durch die Bedienung der Maus bei Computerarbeiten und
- Fließbandarbeiten u. a. m.

Durch feinste Faserrisse treten Nerventeile und kleinste Gefäße aus und verkleben. Ähnliches funktioniert beim Leistenbruch. Die Stellen, die wir behandeln, haben mit Akupunktur nichts zu tun. Aber bei allen FMS-Patienten, je nach Schmerzsymptomatik, liegen sie an der gleichen Stelle. Zum Beispiel zwischen den Rippen im weichen Hautbereich. Diese Punkte liegen meist weit vom Schmerzpunkt entfernt. Sehr häufig sind es Nervenendpunkte. Fast alle therapeutisch wichtigen Punkte liegen in oder an den Gelenkfalten!
Und schon sind die Punkte eingegrenzt.

Seit 1994 arbeiten wir nun schon mit der „Neuen Schmerz-Therapie nach Ullrich" (NSTU) und sie ist nun fast perfekt. Im Laufe der Zeit fanden wir immer neue Therapiepunkte. Nun haben wir ein komplettes, erfolgreiches Therapie-Schema zur Behandlung der FMS. Die jahrelange Suche nach Behandlungspunkten ist zu Ende. Vorteilhaft ist folgendes:

- Keine großen Investitionen.
- Behandlung ist nicht stationär gebunden.
- Sie kann ohne apparativen Aufwand überall durchgeführt werden.
- Sie ist sehr schnell und einfach zu erlernen.
- Die Therapie kann vom Patienten selbst ausgeführt werden.
- Oder unter Anleitung vom Partner.
- Man braucht nicht unbedingt Hilfsmittel oder spezielle Geräte, auch mit der Daumenmassage ist schon eine Linderung möglich.
- Man muss nur die Zusammenhänge begriffen haben. Dafür gibt dieser Bericht die entsprechende Anleitung.
- Die Behandlung ist unblutig, je nach Behandlungsart etwas schmerzhaft, aber doch erträglich.
- Sie ist immer erfolgreich und man hat immer ein „Aha"-Erlebnis.
- Wenn es zu Akut-Phasen, Verschlimmerungsphasen kommt, ist sie langfristig heilend.
- Viele erfolgreiche Heilpraktiker und Mediziner haben diese Therapie übernommen.

Die Akut- oder Verschlimmerungsphase

Denken Sie, verehrter Leser, immer an den Leitsatz:

Chronische Krankheiten sind ohne Operation unheilbare Krankheiten. Nur akute Krankheiten sind heilbar.

Wenn ich also eine chronische FMS heilen will, geht es nur über eine Akut-Phase, sprich Verschlimmerung. Jede Akut-Phase ist mit der folgenden, nächsten Behandlung einfach wie weggeblasen und die Heilphase setzt ein. Die Akut-Phase ist also ein Indikator für das Anschlagen der Behandlung.

Die Akut-Phase setzt nach der 1. (80 %) bis 3. (selten) Behandlung, 2-8 Stunden nach der Therapie, ein. Nach der Behandlung geht es dem Patienten 2-8 Stunden besser, dann setzt die Verschlimmerung ein. Nach einer weiteren Behandlung steht der Patient auf und ist erstaunt – alles, was sich verschlimmert hat, ist einfach weg. Mit jeder weiteren Behandlung geht es ihm besser. Aber nach welchen Therapiepunkten setzt die Akut-Phase ein?

- nach der Fußbehandlung
- nach der Behandlung der Kniekehle
- nach der Leistenbehandlung
- nach der Behandlung der Hand
- sehr selten nach der Therapie anderer Stellen

Die Aufklärung des Patienten über den Sinn und Zweck der Akut-Phasen ist ungemein wichtig. Ohne Aufklärung bricht er die Therapie oft ab. Wenn er richtig informiert ist, akzeptiert er nicht nur die Verschlimmerung, sondern freut sich auf die Zeit danach, die Heilphase. Wenn allerdings eine Krankheit schon akut ist, gibt es keine Akut-Phase. Die Akut-Phase erfolgt also nur bei chronischen Krankheitssymptomen und zeigt uns die Richtigkeit der Behandlung an.

Alle Therapiepunkte nach der „Neuen Schmerztherapie nach Ullrich"

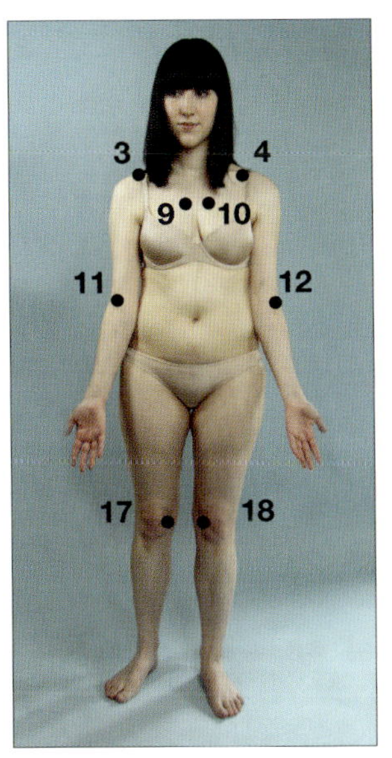

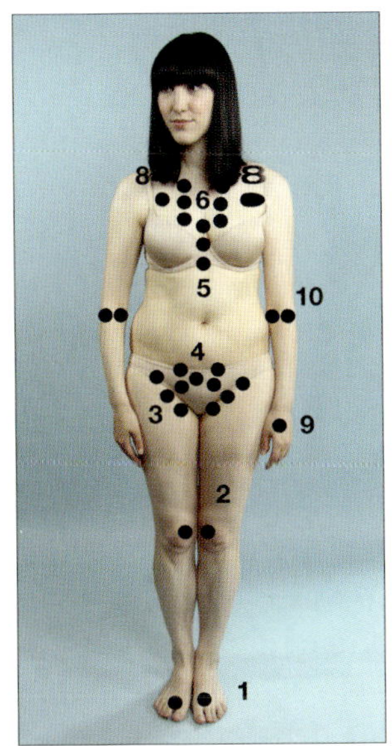

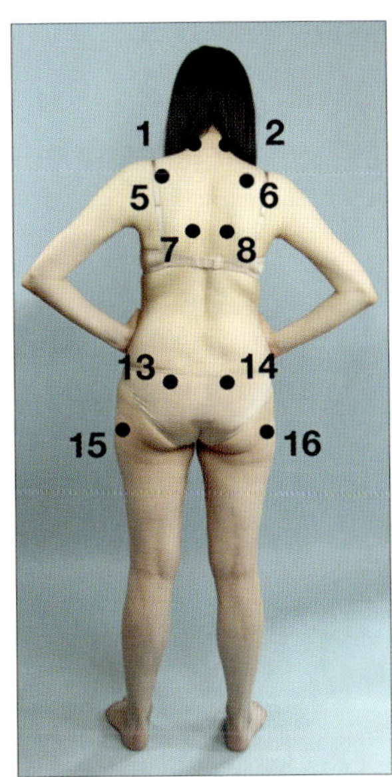

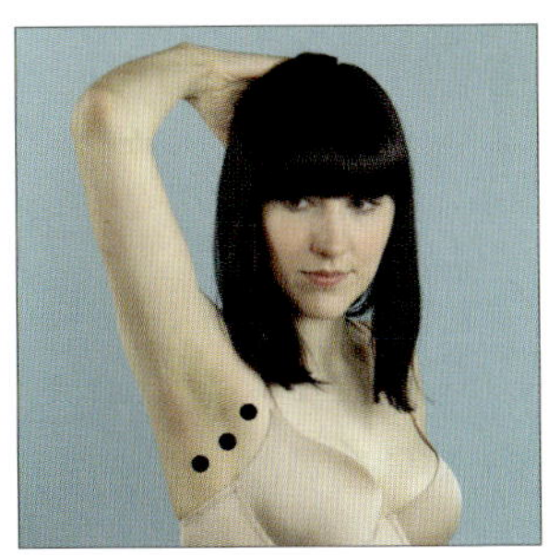

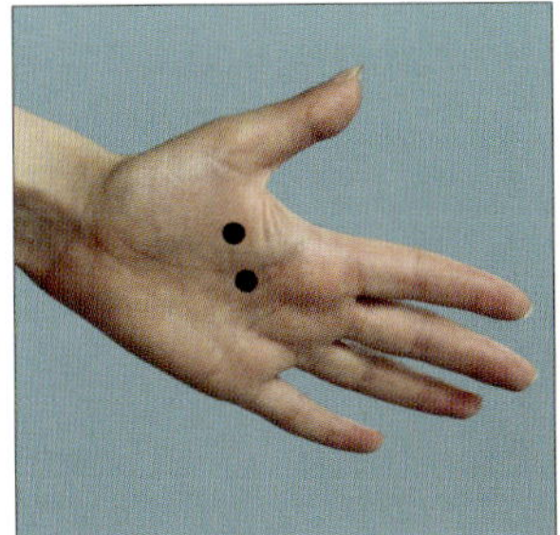

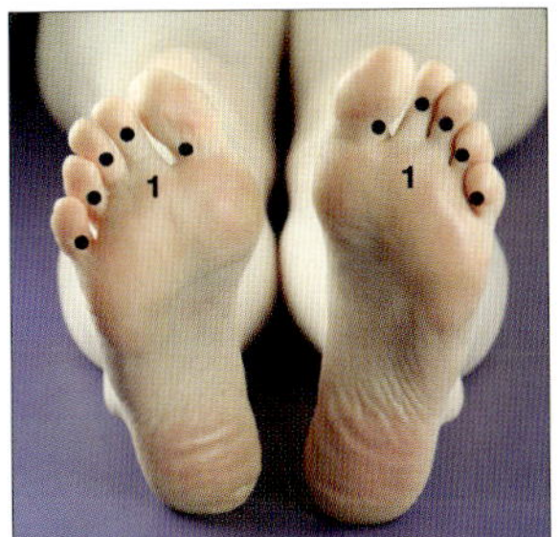

Wie werden die therapiewürdigen Punkte gefunden?

Kennt man die Zusammenhänge der „Neuen Schmerz-Therapie nach Ullrich“, weiß man nach der Anamnese, der Schilderung des Patienten schon, wo man zu suchen hat. Die Anamnese ist sehr wichtig, so kann man schon im Vorfeld die Therapie der FMS eingrenzen. Der Anfänger, Einsteiger oder der Patient selbst kann die schmerzhaften Punkte einfach durch Daumen- oder Fingerdruck ermitteln. Er drückt etwa mit 3-4 kg auf die angegebenen Punkte und weiß damit schon, wo er zu behandeln hat oder sich selbst behandeln muss. Man braucht einfach dem Therapieschema zu folgen. Angefangen wird an den Füßen, dann von unten nach oben. Bei den Händen ist es ähnlich, man fängt an den Händen an, über die Arme und Schulter verläuft die Untersuchung und Behandlung.

Für die Selbstbehandlung, für Laien und Therapeuten ist der Akupunktur-Such- und Therapiestift optimal. Kostet zwischen 50 Euro und 100 Euro, zu beziehen über die Fa. Medisana oder die Fa. Meditec. Der Stift wird auf volle Intensität gestellt und sodann werden die Punkte abgefahren. Trifft man den optimalen Punkt, durchfährt ein kurzer Schmerz den Körper des Patienten. Ein therapeutischer Punkt ist gefunden. So werden alle Punkte kontrolliert. Entsteht nur ein geringer oder gar kein Schmerz beim Kontrollieren der Punkte, braucht nicht behandelt zu werden.
Ein geübter Therapeut braucht nur 5 Minuten, um den Patienten komplett durchzutesten. Man hat ja auch mit der Zeit das Therapieschema im Kopf. Die Therapiepunkte werden so oft behandelt, bis sie nicht mehr auf das Gerät oder den Daumendruck hin schmerzen. Einfacher geht es nicht. Nun wissen wir, wo ungefähr wir die FMS behandeln müssen.

Die Behandlung der häufigsten Fibromyalgien-Symptome

(auch geeignet gegen Spannungskopfschmerz – Cervicalsyndrom)

Hier noch einige Indikationen mit den therapiewürdigsten Punkten. Die Behandlung dieser Punkte ist je nach Schmerz-Symptomatik am erfolgreichsten, gleichgültig auf welche Art und Weise therapiert wird. Die Behandlungen mit Spritze und mit der Schleife des NIIT-Gerätes führen am schnellsten zum dauerhaften Erfolg.
Immer sollten bei Fibromyalgien ein Komplexmittel, nämlich Lycopus-Komplex Nr. 170, Fa. Nestmann, dazugegeben werden. Die Tropfenmenge beträgt 5-5-5 bis 25-25-25, je nach Verträglichkeit und Sensibilität. Der wichtigste Bestandteil ist Lycopus, der amerikanische Wolfstrapp. Er beruhigt die Nerven zwischen Hypothalamus und Schilddrüse. Schulmedizinisch werden häufig Betha-Blocker eingesetzt.

Chronische Rückenbehandlung
Füße: Punkt 1 rechts und links
Kniekehle: Punkt 2 rechts und links
Brustbein: Punkte 5 und 6 rechts und links
Seitliche Rippen: Punkt 10
Schleife an Brustbein, in die Schulter hängen, an die Lendenwirbelsäule legen

Herzneurosen, Schwindel
Brustbein: Punkte 5 und 6 rechts und links
Achselhöhle: Punkt 9 rechts und links
Schleife aufs Brustbein legen, Schleife in die Schulter einhängen

Schulterschmerzen
Hände: Punkt 1
Armfalte: Punkt 8
Achselhöhle: Punkt 9
Rücken: Punkt 11 und 12
Schleife in die Schulter einhängen, Schleife in Hand, Armfalte und Brustwirbelsäule legen

Ich möchte dazu etwas ausholen. Die ersten Vermutungen über eine neue Schmerztherapie entstanden 1992. Über zwei Jahre arbeitete ich mit einer koreanischen Heilpraktikerin zusammen. Dabei stellten wir fest, dass die Migräne sich gut mit der Akupunktur behandeln ließ. Es ist ja auch heute noch 1. Wahl. Aber nach einem halben Jahr schon begannen die ersten Rückfälle. Diese Therapie war meistens nicht dauerhaft. Andererseits kam es zu Problemverschiebungen. Der Bauch blähte vermehrt. Starke Rückenverspannungen entstanden. Das war nicht das Non plus Ultra.
1989 erlernte ich die Neue Schmerz- und Organtherapie nach Siener (NPSO). Auch da stießen wir bald an unsere Grenzen. 1990 besuchten wir ein anderes Seminar, die Rheumatherapie nach Prof. Dr. Brügger. Sie brachte uns besonders in der Fibromyalgiebehandlung erheblich weiter. Wir machten diese Behandlung wesentlich schneller und effektiver. Auch die Neuraltherapie erlernten wir bei Kollegen. Bei uns war diese Therapie nicht so erfolgreich, wie wir anfangs erwartet haben. Schließlich fanden wir neue erfolgreiche Therapiepunkte, die in keinen Zusammenhang zu anderen Therapien standen. Wir kombinierten aus vielen Therapieformen, plus den neuen Punkten, den Einsatz in der Schmerztherapie. Nach weiteren zwei Jahren fanden wir den „roten Faden", erkannten wir die Zusammenhänge und waren über den Erfolg, die riesige Therapiebreite und die Einfachheit überrascht.

Fast alle therapiewürdigen Punkte lagen in den Gelenkfalten!

So entstand die „Neue Schmerztherapie nach Ullrich". Wir behandelten hauptsächlich das Nervensystem. Nerven haben ihre stärksten und wichtigsten Punkte an den Nervenenden. Das sind oft Zehen und Hände. Also behandelten wir über die Füße alle Punkte längs der Wirbelsäule bis über den Kopf ins Gesicht, z. B. bei Makuladegeneration therapiereich entsprechend am Fuß (runder, schwarzer Therapiepunkt), der Pfeil zeigt dann die Therapierichtung an.

Wirkungsverlauf über die Nerven:
Punkt = Therapiepunkt
Pfeil = Wirkungsverlauf

Hier drei Therapieschematas:

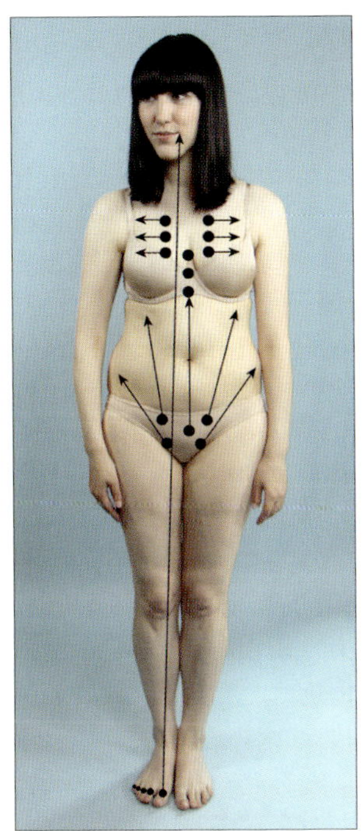
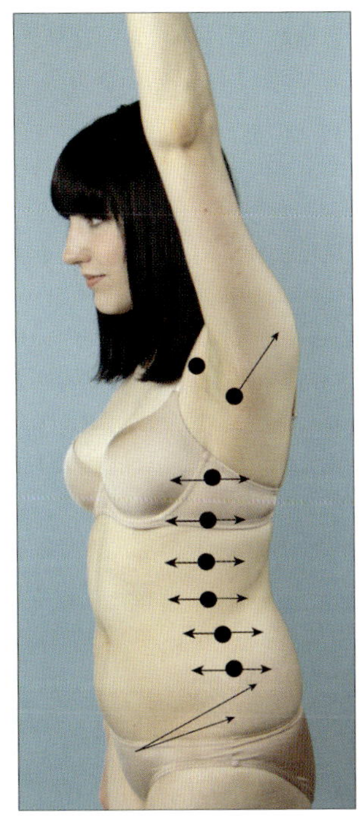
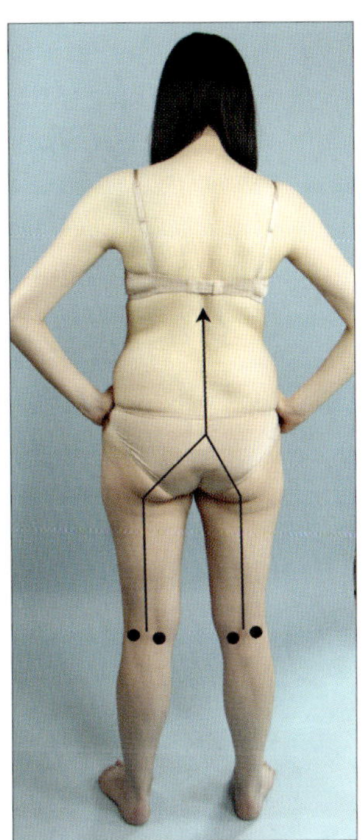

Immer wenn Nerven gedrückt, durch Wirbelfehlstellung z. B., gequetscht, gezogen, verletzt und verspannt werden, ziehen sie sich zusammen. An den Stellen, an denen sie am Muskel verklebt sind, die Muskeln durchziehen, an den Zielpunkten, kann es zu Schmerzen und Komplikationen kommen. Also wird nur bei Entzündungen da behandelt, wo der Patient Schmerzen verspürt, aber sonst fast immer an ganz anderen Punkten. Die Kontrolle der Schmerzpunkte beginnt immer an den Füßen. Hier liegen auch die häufigsten und wichtigsten Therapiepunkte:

- von den Füßen, über die Beine, längs der Wirbelsäule, über den Kopf bis zum Unterkiefer
- von der Kniekehle, über das Gesäß und die Hüfte zur Brustwirbelsäule
- von den Leisten rechts und links zur Hüfte und Kreuzbein
- vom Schambein, über den Darm, Magen, Brustbein, zur Schilddrüse
- von der Mitte des Brustbeins (Sonnengeflecht) in alle Richtungen

- vom Rippenansatz über Herz und Galle zur Brustwirbelsäule
- von der Achselhöhle zum Schulterblatt hinten und vorne übers Schlüsselbein zum Hals
- von der Handinnenfläche über den Ellbogen zur Schulter bis in den Kopf
- von der Seite zwischen den Rippen zum Brustbein und der Wirbelsäule

Mit dem Akupunkturstift werden, bei voller Intensität, alle Punkte abgefahren. Drückt man auf die Therapieleiste und ist der Punkt schmerzhaft, hat man einen therapeutischen Punkt gefunden. So werden alle Punkte, die hier vorgestellt werden, kontrolliert. Spricht der Punkt nicht an, ist er auch nicht therapiewürdig. Ein geübter Therapeut braucht nur 5 Minuten, um den Patienten komplett durchzutesten. Die Punkte werden in mehreren Sitzungen so oft behandelt, bis sie nicht mehr anschlagen. Vorsicht: Schon durch die Untersuchung und durch die Therapie kommt es bei der Behandlung von
Füßen = Rücken, Kopf,
Kniekehle = Brustwirbelsäule,
Leiste = Wirbelsäule, Hüfte und
Hand = Schulter, Kopf
zu einer Akutphase am jeweiligen Zielort.

Womit und mit welchen Hilfsmitteln kann therapiert werden?

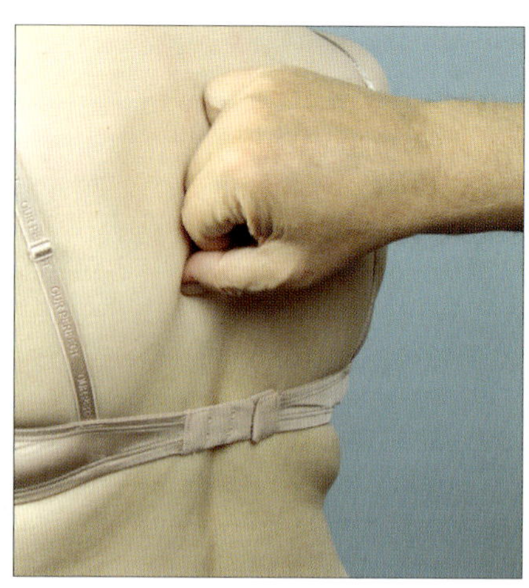

Mit dem Daumen

Es ist die einfachste Form und kann im Notfall im Urlaub oder zu Hause vom Partner oder auch selbst durchgeführt werden. Mit 3-4 kg Kraft drückt man den entsprechenden Punkt und massiert ihn 10-20 Sekunden lang, mit kreisenden Bewegungen bis an die Schmerzgrenze. Es darf kein blauer Fleck (Hämatom) entstehen, sonst verschlimmert sich am Zielort alles.

Vorteil:
- überall einsetzbar
- keine Geräte notwendig
- die Daumenmassage hilft schnell

Nachteil:
- meist ist nur eine Linderung, selten eine Heilung möglich
- die Behandlung zieht sich über einen großen Zeitraum hin. Bei nächster Gelegenheit sollte man auf ein effektiveres Verfahren zurückgreifen.
- die Therapie ist schmerzhaft
- manche Punkte sind schwierig zu massieren, z. B. die Punkte in der Hand

Diese Therapie mit dem Daumen ist mehr eine Form der ersten Hilfe. Für die Hand kann man auch zur Not einen schlanken Gegenstand zur Massage verwenden, wie zum Beispiel den Griff vom Kaffeelöffel. Auch zum Üben eignet sich die Behandlung mit dem Daumen. Diese Behandlung hat sich schon in hunderten Fällen bewährt.

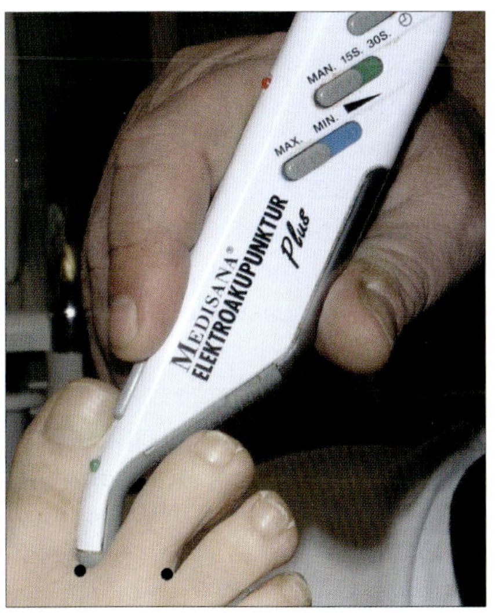

Mit dem Such- und Therapiegerät

Für den Selbstbehandler, Laien, Therapieeinsteiger, aber auch langjährigen Therapeuten ist der Therapiestift eine elegante Lösung. Ich nehme den Stift immer selbst mit in den Urlaub. Wenn der Schmerzpunkt gefunden ist, nach gründlichem Abfahren der therapierelevanten Stellen, wird der Stift auf volle Leistung eingestellt. Jetzt drücke ich mit dem Zeigefinger die Therapietaste und drücke leicht auf die ermittelten Punkte. Die Behandlung beginnt. Alle therapierelevanten Punkte müssen so oft in mehreren Sitzungen behandelt werden, bis der Punktschmerz beseitigt ist. Oft spürt der Patient am Zielort ein entspannendes, wohltuendes Gefühl. Der Schmerzpunkt ist gelöscht, wenn bei 100 % Intensität keine Schmerzen mehr auftreten. Es können natürlich viele Punkte nacheinander behandelt werden.

Vorteile:
- mit dem gleichen Werkzeug können Schmerzpunkte gesucht, gefunden und behandelt werden.
- die Haut wird nicht verletzt
- sehr exakte, genaue und schnelle Therapie
- die Akzeptanz beim modernen Menschen ist hoch.

Nachteile:
- wenn die Intensität zu hoch eingestellt ist, ist sie sehr schmerzhaft
- auch hier sind häufige Behandlungen notwendig
- die Effektivität ist hoch

Für den Therapeuten, der viel mit den Händen arbeitet, ist das kleine, preiswerte Gerät (50-100 Euro) ein Muss. Der Erfolg spricht für sich.

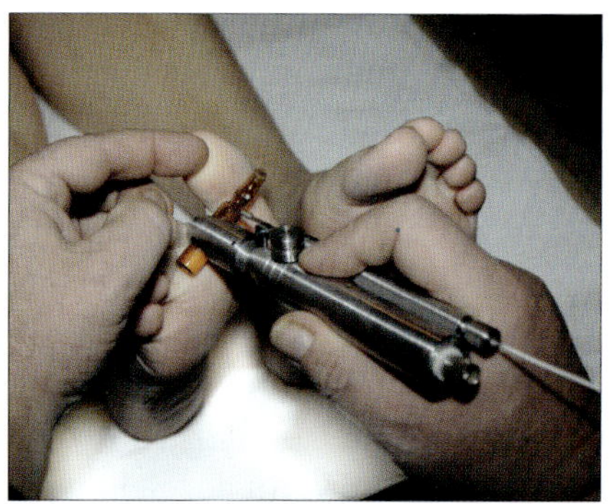

Mit dem Laser

Die Lasertherapie ist eine absolut schmerzfreie und hautschonende Behandlung. Mit dem Such- und Therapiestift wird nach Endstellen des therapiewürdigen Punktes kurz eine kleine Delle in die Haut gedrückt. Jetzt kann ich mit dem Laser behandeln. Je nach Stärke des Lasers kann ich jetzt die Haut behandeln. Die Therapiezeit richtet sich nach der Laserstärke. Am Fuß verwenden wir meist einen gepulsten 30 W-Laser, aber man kann schon mit einem 3 mW-Laser erfolgreich sein. Wird der Laser zu lange auf einem Punkt gehalten, kommt es in der Tiefe zu Verbrennungen. Nach der Behandlung der Punkte sollten diese wieder mit dem Therapiestift kontrolliert und eventuell nachbehandelt werden. Patient und Therapeut müssen eine Schutzbrille tragen. Die Tür des Behandlungsraumes muss mit einem Warnhinweis versehen sein. Im Bild wird der Laserstrahl durch eine Wirkstoffampulle geführt.

Vorteile:
- elegante Lösung, besonders für Bluter und Marcumar-Patienten geeignet

- die Haut wird weder berührt, noch verletzt
- absolut schmerzlose Behandlung

Nachteile:
- häufige Therapien
- höherer Anschaffungspreis je nach Laserqualität und Schutzbrillen

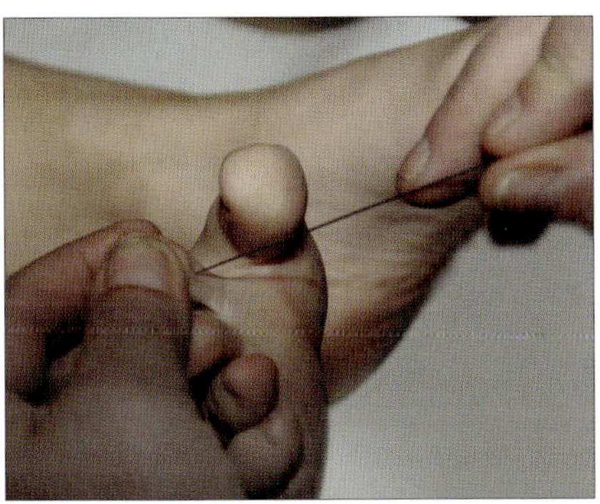

Mit der Akupunkturnadel

Es sollten nur Wegwerf-Nadeln verwendet werden, um gefährliche Infektionen völlig auszuschließen. Auch hier wird der therapiewürdige Punkt mit dem Suchgerät ermittelt und mit dem letzten Druck mit der Spritze auf der Haut gekennzeichnet. Die zu stechenden Stellen werden desinfiziert und die Nadeln je nachdem 2-10 mm eingestochen, meist 5-10 Nadeln. Drehen wir die Nadeln, wird ein starker Reiz ausgeübt. Wir können sie nacheinander drehen, aber auch mit dem Suchgerät stimulieren. Das schmerzt etwas. Das ist schon eine Form der Elektroakupunktur. Die herkömmliche Nadeltherapie ohne Stimulierung in die Schmerzpunkte ist weniger erfolgreich.

Vorteile:
- es braucht kein Procain subcutan gespritzt werden. Also kein Risiko.
- schnelle und wirkungsvolle Elektroakupunktur ohne Risiken möglich
- kostengünstig

Nachteile:
- schmerzhaft
- dünnhäutige Stellen unter den Zehen lassen sich nicht nadeln.

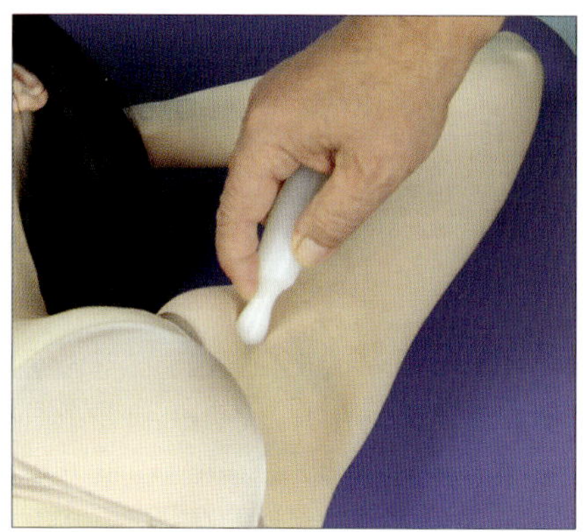

Mit dem selbstangefertigten Massageknochen

Das einfache Gerät arbeitet wie die Daumenmassage, nur etwas genauer. Wir haben die ersten Jahre so behandelt. Die zu behandelnden Hautstellen sollten vorher leicht eingeölt werden, da es sonst zu Hautreizungen und Blasenbildung kommen kann. Es ist unverwüstlich und arbeitet ohne Batterie und Strom. Mit der Zeit kennt man die therapiebedürftigen Stellen auswendig. Durch Andrücken ermittle ich die Schmerzstellen und therapiere mit der kleinen oder großen Kugel. Auch hier dürfen keine blauen Flecken (Hämatome) entstehen.

Vorteile:
- keine Gerätekosten
- unverwüstlich
- schafft häufig Linderung
- überall einsetzbar

Nachteile:
- häufig nur Linderung, keine Heilung
- dünnhäutige Stellen lassen sich damit nicht behandeln

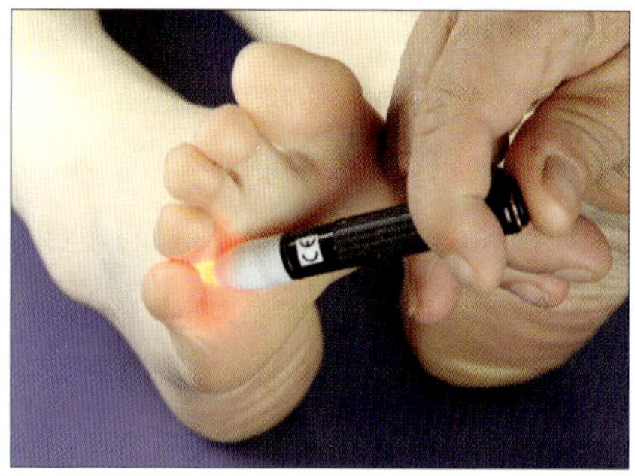

Mit monochromatischem Licht

Über die Siener-Stiftung kann ein kleines, 8 cm langes Handgerät mit wechselnden Farben bezogen werden. Monochromatisches Licht heißt gebündeltes Licht. Mit diesem Gerät kann ähnlich wie mit einem Laser gearbeitet werden. Es besitzt aber nicht die Risiken einer Lasertherapie. Die Kosten des ungefährlichen Gerätes liegen bei ~160,00 Euro. Da das Gerät absolut ungefährlich ist, ist die Behandlung delegierbar. Jeder Laie kann ohne Angst damit arbeiten. Es verursacht auch bei längerer Punktbehandlung keine Verbrennungen.

Vorteile:
- absolut sicheres Arbeitsgerät
- ideal fürs Reisegepäck

Nachteile:
- häufige Behandlungen
- meist nur Linderungen möglich

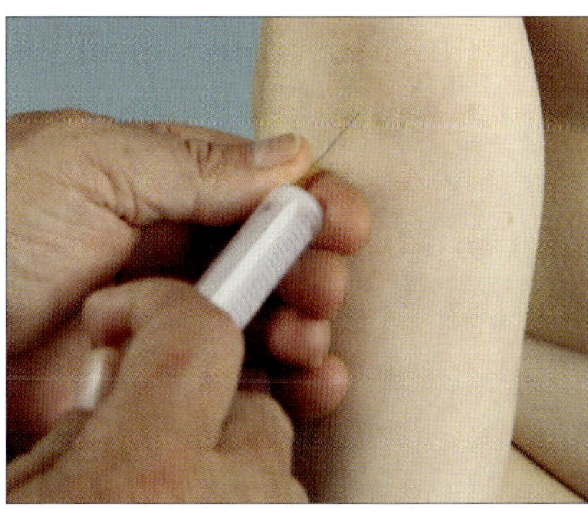

Mit der Spritze

Das Arbeiten mit der Spritze ist am effektivsten. Die Wirkung und Fernwirkung setzt nach Sekunden ein. Wir verwenden meist eine 5 ml Spritze mit einer Dentalnadel 0,4 mm mit einem Neuraltherapeuticum (lokales Schmerzmittel) 0,5-prozentiges Procain oder 0,5-prozentiges Lidocain subcutan oder intracutan. Diese Stoffe geben den Nerven auch die Energie, die sie zur Entspannung brauchen. Krankheit ist ein Energiedefizit! Überall wo Nerven verklebt, gedrückt oder verletzt sind, da entspannt er sich bis zum Kopf hin. Teilweise muss Volumen gegeben werden. Teilweise reicht ein wenig Procain aus. Procain zersetzt sich enzymatisch nach einer halbe Stunde. Lidocain erst nach einer Stunde im Blut. Procain ist ein Naturheilmittel und wird aus Buchenholzasche gewonnen.
Da fast nur in die Gelenkfalten gespritzt wird, sollte immer 2 x desinfiziert werden. Mit der Spritze dürfen nur Heilpraktiker und Ärzte arbeiten.

Vorteile:
- sehr schneller Wirkungseintritt
- sehr effektiv

Nachteile:
- Der Einstich ist schmerzhaft.
- Spritzen nur durch zugelassene Therapeuten.
- Der Patient darf erst nach Abbau von Lidocain und Procain die Praxis verlassen.
- Es gibt manchmal Sofort- und Spätreaktionen. Immer vorher den Reaktionstest durchführen.
- Jeder Patient kann nicht jede Dosierung vertragen. Es entsteht bei Überdosierung ein Blutdruckabfall. 6 Tropfen Kampfer auf ein Stück Zucker helfen sehr schnell bei Überdosierungen. Vorsicht also!

Die wichtigsten Therapiepunkte bei Trigeminusneuralgie und Migräne

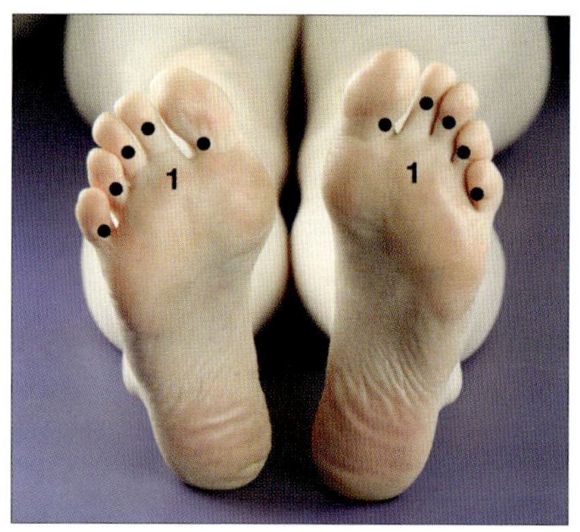

Die jeweils fünf Punkte an den Zehen sind die wichtigsten überhaupt. Mit der Zehenbehandlung fängt die Schmerztherapie an. Die relevanten Therapiepunkte liegen am großen Zeh in der unteren Gelenkfalte innen. Dieser Punkt ist einer der wichtigsten Punkte bei Spannungskopfschmerz auslösender Migräne und bei Zervikalsyndrom. Bei den kleinen Zehen außen liegt der wichtigste Punkt, beim kleinen Zeh auf halber Höhe innen. Es ist der wichtigste Punkt bei der Trigeminusneuralgie. Bei dieser Neuralgie muss auch der danebenliegende kleine Zeh mitbehandelt werden. Eine Trigeminusbehandlung ohne diese beiden Punkte ist ohne Operation nicht erfolgreich.

Die beiden mittleren Zehen sind für die Behandlung der Stirnhöhle zuständig, wie z.B. Migräne auslösenden Kopfhöhlenvereiterungen. Oft müssen sie bei Trigeminusneuralgie und Migräne mitbehandelt werden. An den Zehenfalten wird immer 1-2 ml injeziert. Der Einstich ist kurz schmerzhaft, danach wird die Stelle im Umkreis eine halbe Stunde taub. Nach der Behandlung der Zehen entsteht nach der 1. oder

2. Therapieserie eine Akutphase, die mit der folgenden Behandlung verschwindet. Danach beginnt immer die Besserungsphase.

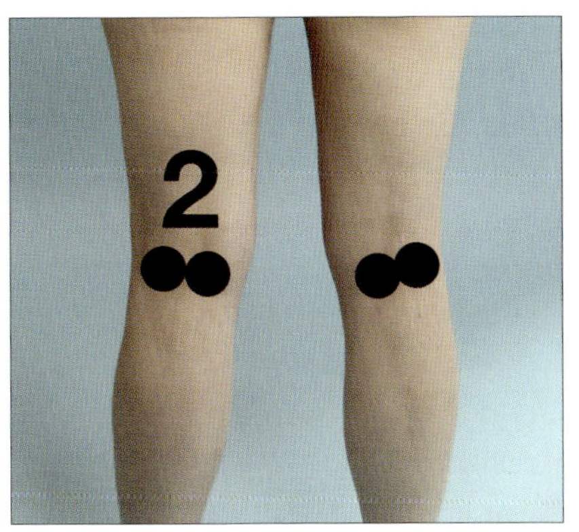

Des Weiteren liegen jeweils drei Punkte in den Kniegelenkfalten. Diese Punkte sprechen nicht immer an und werden deshalb auch nicht immer behandelt. Nicht zu tief injezieren. Hier ist auch oft die Daumenmassage bei gestrecktem Bein hilfreich. Insbesondere bei vielen Frauen sieht man bei gestrecktem Bein eine „verhärtete Beule“. Diese muss weich massiert oder besser beseitigt werden. Nach der Beseitigung dieser Verhärtung lässt sich der Patient besser und leichter chiropraktisch behandeln. Da sich über diese Punkte viele Probleme, wie

- Reizdarm,
- Witwenbuckel,
- Spannungskopfschmerz und
- Migräne

gut therapieren lassen, müssen sie immer kontrolliert werden. Hier kann es zu Akutphasen kommen.

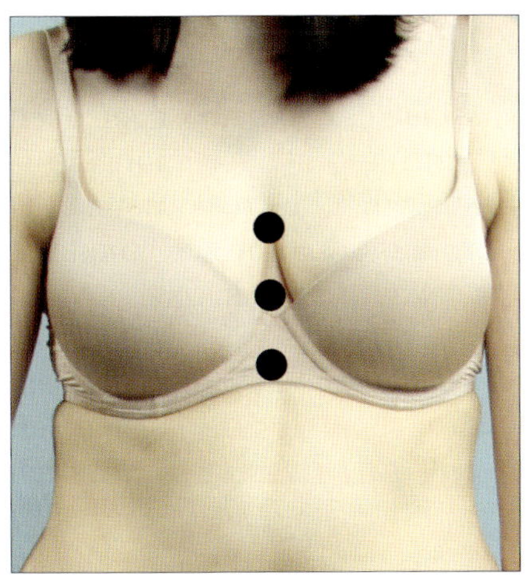

Das Brustbein ist oft bei Frauen eingedrückt. Ursache ist oft ein Vitamin-D-Mangel in der Wachstumsphase.

Am tiefsten Punkt liegen die Punkte die Brustverspannungen vorne und hinten auslösen. Mit einem Schlag sind diese Verspannungen nach der Behandlung verschwunden. Auch die verspannungsbedingte Migräne klingt ab. Häufig lässt die schwere der Trigeminusneuralgie nach.

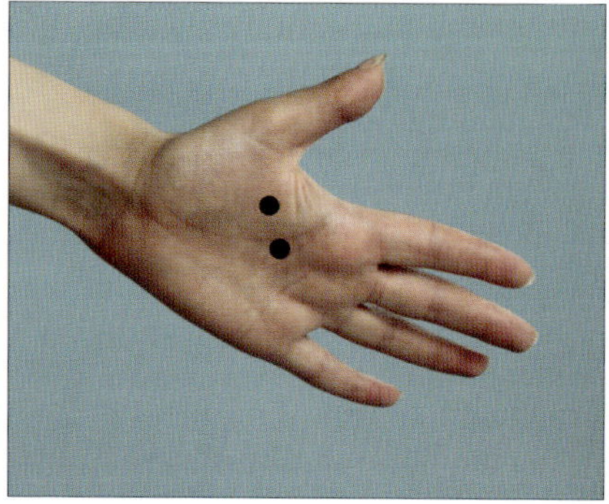

Hier liegen zwei Punkte auf der Handinnenfläche. Einmal der Kreuzungspunkt der mittleren zwei Handlinien, sowie der gegenüberliegende Punkt der Daumenballenlinie. Das sind nach den Füßen die zweitwichtigsten Punkte der Trigeminus- und Migränetherapie. Es entsteht immer eine Akutphase am Zielort. Sie tritt meist 8 bis 12 Stunden nach der Behandlung auf.

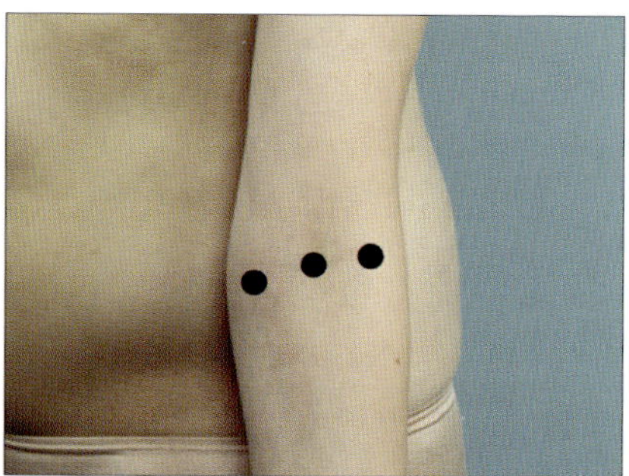

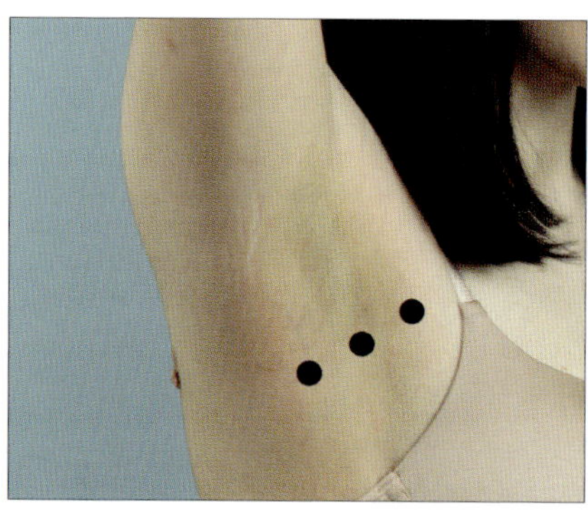

Auch in den Innenfältelungen der Ellenbogen liegen meist 3-4 therapiewürdige Punkte. Die Beseitigung lindert Trigeminus- und Migräneprobleme. 2-4 Punkte unter den Achselhöhlen müssen oft mitbehandelt werden. Vorsicht, hier liegen viele Nerven unter der Haut. Meinst injeziere ich hier nicht tief, aber dafür pro Einstich 5 ml Procain. Hand-, Ellenbogen- und Achselfalten lockert die Muskulatur, die seitlich über den Nacken zum Kopf führen. Die Behandlungshäufigkeit ist dabei sehr unterschiedlich.

Diese „Neue Schmerztherapie nach Ullrich“ gilt für die Trigemimuns-Neuralgiebehandlung und genauso für die cerrivalbedingte und aus Spannungskopfschmerz entstehende Migräne.

Die „sanfte Schmerztherapie"
(hochenergetische Impulstherapie, HIT)
(nichtinvasive Induktionstherapie, NIIT)

Es gibt drei Hersteller mit ähnlich arbeitenden Geräten, deshalb beide Bezeichnungen. Laufend werden neuartige Geräte oder Nachbauten alter Systeme am Markt angepriesen. Häufig halten diese Geräte nicht das was sie versprechen. Da kommt es oft zu Enttäuschungen. Mit keiner Therapie, Maschine oder keiner Tablette sind alle chronischen Krankheiten wie die Migräne, heilbar. Für die Therapie des kleinsten Bausteins, der Zelle, gibt es nun eine fast opimale Zelltherapie. Die Colon-Hydro-Therapie reinigt den extra-zellulären Raum über die Akutphase, die „sanfte Schmerztherapie“ (HIT) optimiert die Zelle sich selbst.

Krankheit ist ein Energiedefizit!

Jede gesunde Zelle besitzt eine Wandspannung (Membranspannung) von 80-100 m.V.

- die entzündete Zelle nur noch 50-70 m.V.
- die degenerative, arthrothische Zelle 40-50 m.V.
- die Krebszelle nur noch 15-20 m.V.

Die „sanfte Schmerztherapie“ ist eine Regenerations- und Regulationstherapie. Dem Körper werden Anstöße gegeben sich selbst zu heilen, wie bei der „Neuen Schmerztherapie nach Ullrich“. Die „sanfte Schmerztherapie“ mittels der Gerätetherapie bzw. Rehatron hat viele Einsatzgebiete:

- Zerstörung bösartiger Zellen
- Entfernung unerwünschter, chemischer und biologischer Substanzen aus der Zelle
- erkrankte Zellen können wieder gesund werden
- der Austausch von Nahrung und Abfall in und aus den Zellen wird optimiert

Ausgangsenergie vom Gerät zum Patienten:

- 120.000.000 Watt
- 30.000 Volt
- 4.000 Ampere

Diese extremen Stromstöße werden aber nur im Nanosekundenbereich abgegeben (1 Milliardenstel Sekunde).

Extrem kurzlebige und starke Stromstöße können nach Meinung von US-Forschern zur medizinischen Allzweckwaffe werden. Nanoimpulse sollen Geschwüre schrumpfen und „Fettpolster schmelzen" lassen. Das berichtete Spiegel online am 5. Februar 2004 unter Bezugnahme auf den „New Scientist" und zitierte den Studienleiter Prof. Dr. Thomas Vernier (University of Southern California) weiter: Die Pulseffekte sind dramatisch, es ist, als ob man in die Zelle eingreift und intrazelluläre Strukturen verändert. Im Jahr 2004 kamen in Deutschland die ersten Geräte auf den Markt.

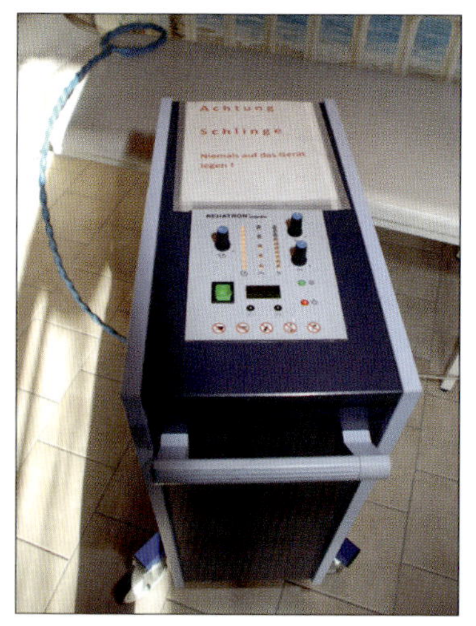

Erfunden wurde das Gerät vor über 100 Jahren von dem genialen Elekroingenieur Nieda Tesla (1853-1943). Er experimentierte bereits damals mit langitudinalen Stoßwellen und therapierte teilweise erfolgreich Krebspatienten. Immer mehr Mediziner stellen ernüchtert fest, dass das Verordnen von Chemie, das Bestrahlen und das Operieren (Schneiden) nicht mehr das Maß aller Dinge sein kann. Die Heilpraktiker glaubten sowieso nicht an die Allmacht der Medizin. Das ist in der Medizin die Technologie der Zukunft. So und ähnlich urteilen jene Ärzte und Heilpraktiker, die die „sanfte Schmerztherapie" anwenden. Anders als gängige Magnetfeldgeräte arbeiten diese neuartigen Maschinen nicht mit einzelnen Frequenzen. Im Nanosekundenbereich werden so hohe Impulse abgegeben, dass sie die gesamte Frequenzbreite eines Gewitterblitzes erreichen. So ist für jede Zelle die Frequenz dabei, die sie benötigt. Krankheit ist ein Energiedefizit. Hier bekommt jede Zellform, ob Nervenzelle, Hautzelle,

Knorpelzelle usw. ihre abgestimmte Energie, so dass sie ihre Pumpfunktion, Mineralien, Elektrolyte, Hormone, Nährstoffe rein und Abfall raus, stattfinden können.

Durch die extrem kurzen, 120 Megawatt starken, elektromagnetischen Impulse des Rehatron-Gerätes wird über eine getwistete (gedrehte) Behandlungsspule und eine 25 cm Innendurchmesser messende Ringantenne, auch Schleife genannt, durch Auflegen an die entsprechenden Stellen Energie an den Körper bis 25 cm Tiefe abgeben, ohne die Haut zu verletzen. Jetzt sind die Zellen in der Lage, sich anhaltend soweit aufzuladen, dass sie ihrer normalen Aufgabe als Minikraftwerk im Körper, nachkommen. Sie regenerieren sich. Wenn die Zellen, zu weit erkrankt oder sogar entartet sind, können sich nicht mehr regenerieren, dann werden sie abgetötet (Apoptose) werden über den Lymphweg als Schlacke ausgeschieden. So können

- Erkrankungen des Bewegungsapparates bei Migräne,
- immunologische Erkrankungen,
- dermatologische Erkrankungen, teilweise
- psychische Erkrankungen, teilweise
- neurologische Erkrankungen bei Migräne

erfolgreich behandelt werden.

Wir sind noch weiter gegangen. Wir haben die „Neue Schmerztherapie nach Ullrich" in diese „sanfte Schmerztherapie" integriert. Jetzt ist die „sanfte Schmerztherapie" noch erfolgreicher. Voraussetzung für eine erfolgreiche Behandlung ist eine genaue Untersuchung, um die Lage einzelner Schmerzpunkte festzustellen.

Die „sanfte Schmerztherapie" inklusive der Neuen Schmerztherapie nach Ullrich beseitigt im Allgemeinen:

- Die Trigeminusneuralgie, wenn das sehr häufige Zahnproblem gelöst. In 80 % sind Implantate, Stifte, Überkronungen und Plomben die Ursache. Durch den Eingriff kommt es zur Verletzung oder Druck eines Trigeminus-Seitenastes, der zu jedem Zahn führt. Wir können die defekte Stelle von außen erkennen. Aber der gute Zahnarzt muss entsprechend behandeln. Die Multiple Sklerose bedingte Trigeminusneuralgie kann stark gelindert werden. Besonders dann, wenn die schubförmige MS durch die Colon-Hydro-Therapie gestoppt und gebessert worden ist.

- Die Migräne, die durch Spannungskopfschmerz entsteht, sowie das Migräne auslösende Zervikal-Syndrom, das etwa 50 % aller Migräneanfälle auslöst, wird mit der „Neuen Schmerztherapie nach Ullrich“, der „sanften Schmerztherapie“ und der Chirotherapie beseitigt.
- Auch das Bluthochdruck verursachende Conn-Syndrom, das häufig Migräne durch extreme Hochdruckattaken verursacht, kann gelindert oder beseitigt werden. Aber leider nur mit der „sanften Schmerztherapie“. Angeblich sollen davon ca. 1 Millionen Menschen betroffen sein. Es handelt sich um eine Hyperplasie oder Adenom der Nebennierenrinde.

Ausführlich nachzulesen im Buch: „Schmerzfrei durch die Nichtinvasive Induktionstherapie (NIIT)“ (ISBN 978-3-88778-338-9)

Mit der Colon-Hydro-Therapie beseitigen wir langfristig fast alle Nahrungsmittelunverträglichkeiten mit einigen Ausnahmen, die in diesem Rahmen keine Rolle spielen.

- Der Patient muss allerdings mithelfen, gesund zu werden. Er muss die stark histaminhaltigen Lebensmittel meiden. Das sind in erster Linie die zu lange gelagerten Produkte. Da kann fast alles in Frage kommen. Immer frische Nahrungsmittel verwenden.
- Die starke Histaminose wird wesentlich verbessert durch Beseitigung des Leaky-out-Syndroms.
- Ebenso durch ein wesentlich verbessertes Immunsystem, so dass der Patient einen höheren Immunschutz gegen Unverträglichkeiten bekommt, die häufig Migräne auslöst.
- Die Psyche: Depressionen und Angst werden stark gelindert. Die reaktive Depression u. a. verbessert sich wesentlich und wird meist beseitigt. Die Belastbarkeit wird wesentlich erhöht. Bei hohem Leistungsdruck tritt die Migräne nicht mehr auf.
- Die Muskulatur im ganzen Körper entspannt sich durch Entsäuerung.

Insgesamt werden 90 % aller Migräneformen mit den genannten Therapien richtig und professionell durchgeführt, beseitigt oder stark gelindert, und das dauerhaft.

Die Colon-Hydro-Therapie (CHT)

Was versteht man unter der Colon-Hydro-Therapie?

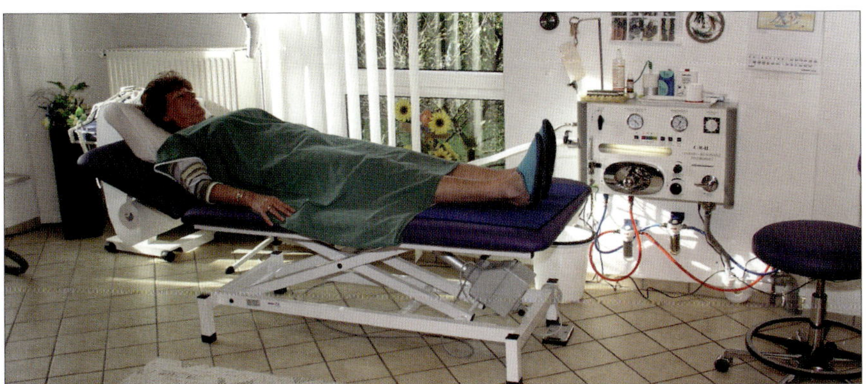

Es ist eine moderne, hygienisch saubere, geruchfreie Form effektiver Dickdarmreinigung mit Hilfe eines meist wandständig angebrachten Colon-Hydro-Automaten. Dieser ist direkt am Frisch- und Abwassersystem angeschlossen. Mittels einer Serie von kontinuierlich, nacheinander durchgeführten Einläufen mit kühlem und warmem Wasser wird der Dickdarm von teils uralten, in den Darmtaschen fest verwachsenen Kotrückständen nach und nach gründlich gereinigt. Der Colon-Hydro-Automat ist eine deutsche Erfindung. Aber erst mit der besonderen Form des „Spekulums", der Einführhilfe, arbeitet das Gerät effektiv. Dieses Gerät wurde in den 1960er und 1970er Jahren von der NASA für ihre Astronauten im Weltraum eingesetzt. Heute benutzt man allerdings Trockentoiletten. Nach einigen Jahren wurden diese Geräte in den USA als moderne Form des Einlaufs in Krankenhäusern und Praxen eingeführt. 1987 wurden diese Automaten erstmals in Deutschland vorgeführt. Hier hatte es einen Siegeszug sondergleichen, trotz der relativ hohen Anschaffungskosten und Aufwandes. Verschiedene deutsche Hersteller exportieren diese Automaten in alle Welt, von Island bis Korea. Es hat die Therapie von chronischen Krankheiten revolutioniert und ist nicht durch althergebrachte Darmreinigungsmethoden zu ersetzen.

Praktische Durchführung

Voraussetzung ist ein spezieller Raum für die Colon-Hydro-Therapie mit eigener Toilette. Der Patient entkleidet sich auf der Toilette im unteren Bereich und zieht zur Abdeckung einen „Colon-Hydro-Mantel" an. Er legt sich abgedeckt und ausgestreckt in Rückenlage auf die Liege, die auch möglichst höhenverstellbar sein sollte. Durch kurzes Drehen des Körpers zur geräteabgewandten Seite und Anwinkeln des oberen Beines wird die Analmuskulatur entspannt. Ein Spekulum (Röhrchen) wird ~5 cm tief anal eingeführt. Danach legt sich der Patient wieder entspannt in Rückenlage.

Am Spekulum befindet sich ein dickerer gerippter Abflussschlauch und ein dünnerer Wasserzufluss-Schlauch. Diese werden am Colon-Gerät entsprechend befestigt. Durch Wasserdruck, Temperaturwechsel und Darmmassage werden frische und alte Schlacken gelöst und mittels Klarsicht-Abflußschlauch und Fenster am Gerät für den Patienten sichtbar abtransportiert. Anfangs ist der Kot noch mittel bis gelbbraun und schwimmt im Abflusssystem oben. Später nimmt er eine tiefschwarze Farbe an und fließt ausgegast über den Schlauchboden ab. Dieser schwarze Kot ist schwerer als Wasser und zieht sich wie nasser

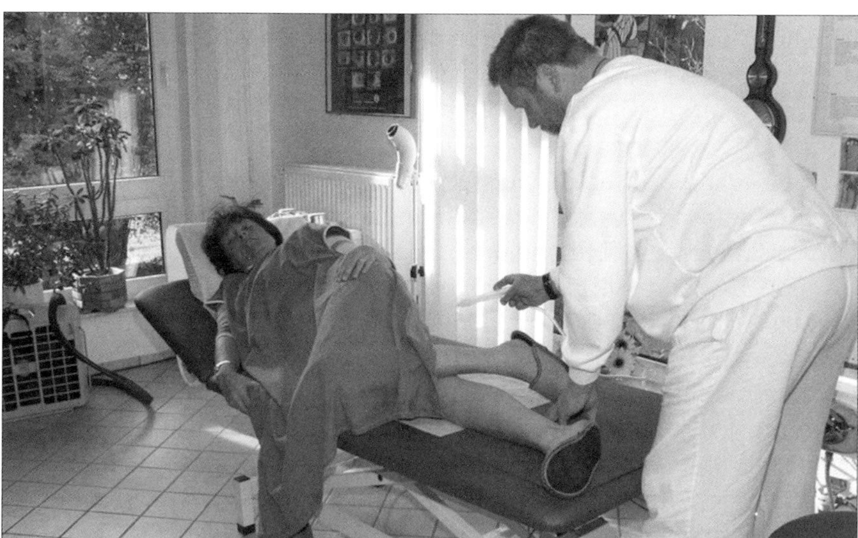

Lehm durchs Abflusssystem. Für viele Patienten ist es erschreckend, welche Mengen schubartig, sich nach vielen Behandlungen trotz anderer vorhergehenden Reinigungskuren, wie 3-wöchiges Fasten, Grey-Kur, Mayr-Kur, usw. noch entfernt werden.

Mit Hilfe eines vorgeschalteten Druckausgleichsventils und einer höhenverstellbaren Liege kann die Therapiezeit auf 30-45 Minuten verkürzt werden. Wir rechnen mit einer Colon-Behandlungszeit von insgesamt einer Stunde. Die Kosten für eine CHT liegen nach dem Stand vom Jahr 2010 bei etwa 60-90 Euro. Die Behandlung ist geruchfrei, sauber und hygienisch, dabei wesentlich gründlicher als alle anderen Darmausleitungsverfahren. Zudem ist sie absolut ungefährlich. Es gab meines Wissens bisher in Deutschland keinen Unfall.
Der Migräniker kann wieder hoffen. Wie viele Milliarden Euro könnten eingespart werden durch eine vernünftige, moderne, erfolgreiche Therapie! Bei vielen Patienten ist der Aufbau der Darmflora nicht notwendig. Im letzten Meter des Dünndarms (Ileum) besitzen wir teilweise Dickdarmflora, da die Bauhin'sehe Klappe zwischen Dünn- und Dickdarm nie ganz schließt. Laufend baut sich so die Dickdarmflora neu auf. Im optimalen Milieu verdoppeln sich die „gesunden" Darmbakterien alle 30 Minuten, im kranken, milieugeschädigten Darm nur alle 30 Stunden. Wir empfehlen parallel zur Colon-Hydro-Therapie trotzdem folgende Begleittherapien und Medikamente. Der Einsatz liegt dabei in der Hand des Therapeuten. Er muss je nach Lage anhand seiner Erfahrungen die Entscheidung treffen, welche Begleittherapien eingesetzt werden.

Wichtig ist die häufig durchgeführte Bauchmassage während der Behandlung. Normalerweise ist die Bauchmassage eine Streichmassage auf der Bauchdecke. Entlang der Dickdarmkontur von Dickdarmanfang bis Dickdarmende wird teils durch sanfte, teils durch festen Druck versucht, alte Schlacken aus den Darmtaschen, Kotsteine und andere über 30, 40 Jahre alten, hochgiftigen Schlacken zu lösen. Meist setzen wir aber die erfolgreichere Darmmassage nach Vogler ein. Hier wird im Blinddarmbereich, rechter Flexur, linker Flexur und Sigmoidum mit festen, kreisenden Bewegungen in Richtung Darmausgang massiert. Unterstützt wird das Prozedere durch eine kurzzeitig aufgebaute Darmspannung. Frischwasser fließt kontinuierlich in den Darm, aber der Abwasserschlauch wird zugesperrt. Bei unangenehmer Druckentwicklung sagt der Patient „Stopp!" und der Abwasserhahn wird manuell geöffnet. Natürlich enthält das Gerät auch ein Sicherheitsventil für den Staudruck. Durch ständige Bewegung des Darms wird die Peristaltik erhöht und uralte Schlämme entfernt. Nach und nach wird der gesamte Dickdarm durch Wasser in zahlreichen Intervallen gereinigt.

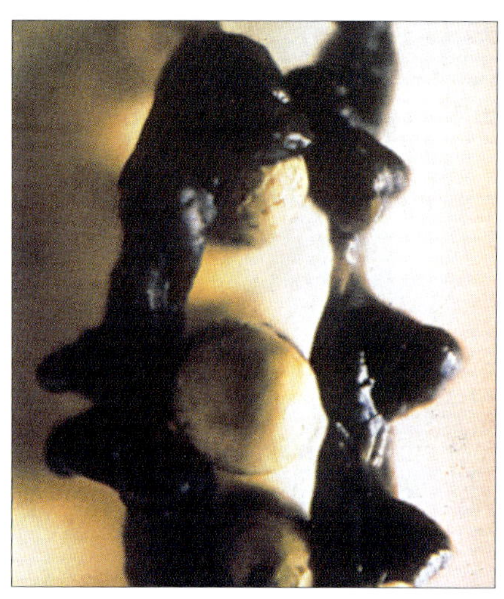

Dabei kommt es auch unter Mithilfe von Bakterienpräparaten zur Normalisierung der Darmflora. Aber aus dem letzten Meter des ca. 5-6 Meter langen Dünndarms fließen ständig „gesunde" (physiologische) Dickdarmbakterien in den Dickdarm ein. Diese verdoppeln sich im normalen Milieu alle 30 Minuten, im stark sauren Milieu aber nur alle 30 Stunden. Es kommt nicht mehr zur Eiweißfäulnis. Das Immunsystem wird optimiert. Wir wissen heute, dass 80 % aller Immunglobuline, 80 % des körpereigenen Interferons in der Darmschleimhaut und der Darmwand produziert werden. 60 % aller Lymphknoten sitzen im darmnahen Bereich (Darmassozieiertes Immunsystem). So werden alle chronischen Krankheiten des Außenhaut-, Schleimhaut- und Knochenhautsystems erfolgreich über das Darmimmun- und Darmschleimhautsystem therapiert.

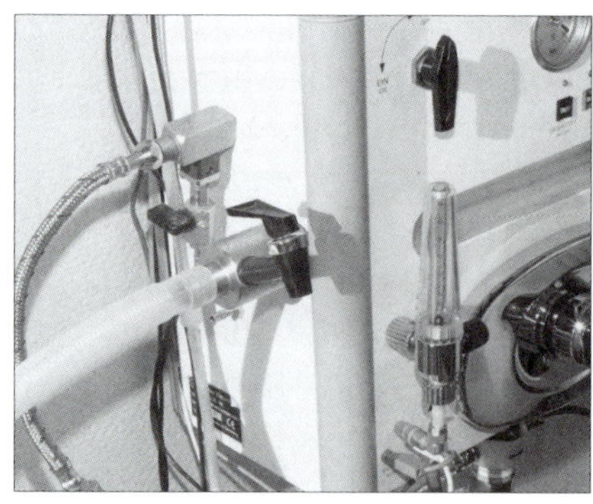

Da in der Darmwand genauso viel Hirnnerven liegen wie in dem Kopfhirn, wird auch über den gereinigten Darm das Gemüt, die Psyche erfolgreich normalisiert und so auch die „Seele gereinigt". Probleme und Schicksalsschläge werden in der Akutphase verarbeitet und abgelegt. Depressionen und Phobien verschwinden. Selbst das hormonelle System wird positiv beeinflusst. Alle Schlacken, besonders die Darmschlacken, bei alten Menschen bis zu 7 kg, werden entfernt. Dadurch fließen keine Unmengen an Säuren vom Darm in den Körper. Dieser wird tatsächlich und langfristig nur so und nicht anders, entsäuert. Muskeln werden weich und elastisch. Chronische Verspannungen, Altersherz (Stenocardie), chronische Rückenschmerzen durch Verhärtungen, Schulter-Arm-Syndrom, Ischialgien, werden mit dieser Basistherapie beseitigt.

Selbst das Lymphsystem wird optimiert.
Bei Lipoedemen ist die CHT die Basistherapie.

Der Darm hat einen immensen Einfluss auf den Körper. Und dieser Motor im Körper wird allgemein behandelt wie ein Gulli. Medikamen te, Konservierungsstoffe, Spritzmittel, Fast-Food – jeder Müll wird bedenkenlos hineingeworfen. Vielleicht steht in Europa Darmkrebs deshalb unter allen Krebsarten an erster Stelle. Während der 10. bis 12. Darmbehandlung kommt es bei 80% der Patienten zu einer Akutphase. Sie wird auch Verschlimmerungsphase, Heilphase, „toxische Entladung" oder „Aufbrechen des Panzers" genannt.

Wir erinnern uns: Chronische Krankheiten sind unheilbare Krankheiten, nur akute Krankheiten sind heilbar. Soll die chronische Krankheit geheilt werden, dann geht das nur über die Akutphase.

Über die Akutphase wird, wie in der Hochpotenz-Homöopathie, die Selbstregulation, die Selbstheilung des Körpers in Gang gesetzt. Der Migräniker bekommt in dieser Zeit möglicherweise so starke Migräne, dass kurzfristig auch starke Medikamente eingenommen werden müssen. Parallel zum körperlichen Missempfinden verläuft auch die Psyche des Menschen. Wenn wir also den „muskulären Panzer" aufbrechen, bricht auch der „neurogene Panzer" auf, der den Patienten bis dahin geschützt hat, aber auch alle negativen Erlebnisse verkrusten ließ. Es entsteht eine depressive Phase mit Weinerlichkeit oder Aggressionen, häufig auch im Wechsel. Die „eingemauerten" Probleme können nun kurz noch einmal freigesetzt und verarbeitet werden. Danach werden sie abgehakt und unter „Erfahrungen" abgelegt.

Körper, Geist und Seele sind eine Einheit und laufen immer parallel. Alle Therapien und Arzneien, die keine Akutphase bei chronisch Kranken verursachen, ob schulmedizinisch oder naturheilkundlich, können nur lindern, nicht heilen, sie sind keine Ursachentherapie.

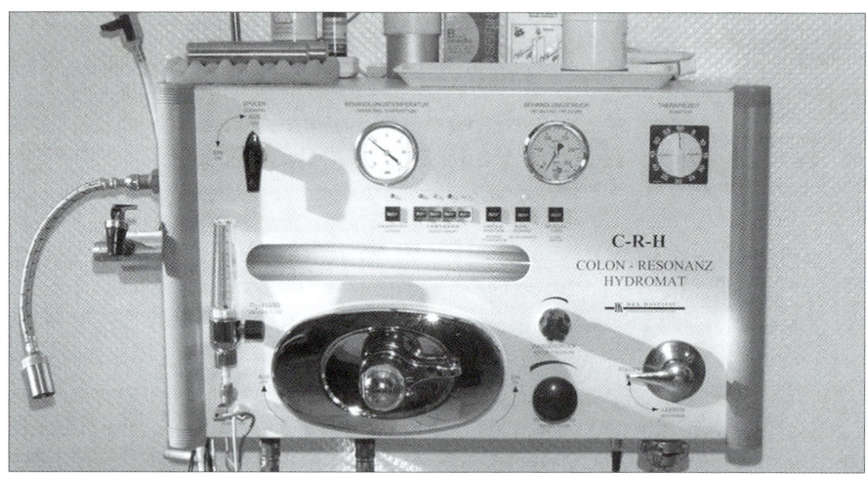

Empfehlenswerte Medikamente zur CHT:

Mayr-Kur mit Reisfladen und Kräutertee.
Saftfasten über zwei bis vier Wochen mit Gemüsesaft.
Trinkkuren mit 3-4 Liter Mineralwasser und Mineraltabletten.
Unverträgliche Nahrungsmittel meiden!
Blähende Nahrungsmittel wie Kohl- und Zwiebelgewächse sowie Hülsenfrüchte weglassen.

Empfehlenswerte, nicht verschreibungspflichtige Arzneien zur Verbesserung der Darmflora, begleitend zur CHT:

Darmpilze	Biofanal, Fa. Dr. Pfleger; Für Kinder eine Suspension mit dem Wirkstoff „Nystatin".

Blähbauch	Karminativum Hetterich Momordica, Fa. Infimarius-Rovit Lycopodium, Hausmann Komplex Nr. 61, Fa. Infirmarius-Rovit Kümmel-, Fenchel-, Anistee-Fertigteemischung Lefax oder Enzym-Lefax
Dünndarmflora-Aufbau	Lactobact, Fa. Omni-Fos Paidoflor, Fa. Ardeypharm Omni-flora, sowie LGG-Kapseln, Fa. Infecto-Pharm
Dickdarmflora-Aufbau	Colibiogen N, Fa. Laves Colibiogen juvantibus N für Kinder, Fa. Laves Mutaflor, Fa. Ardeypharm Ta. Mikro EM san, Fa. Tissot
Pankreas- und Gallenstörungen	Infi-tract N, Fa. Infirmarius-Rovit Leptandra, Löwe Komplex Nr. l, Fa. Infirmarius-Rovit Pankreaticum Hevert, Fa. Hevert Enzym-Lefax
Verstopfung	Tee aus Flohsamenschalen Leinsamen als Müsli oder Brot F.-X. Passagesalz, Fa. Wörwag Trockenobst usw.
Gegen Migräne	therapiebegleitend z. B. Petadolex, Antmigren und Magnesium Brausetabletten, z. B.: Petadolex Fa. Weber + Weber Antimigren Fa. Pascoe Nemagran Fa. Kattwiga Magnesium Fa. Wörwag ASS Fa. Ratiopharm

Behandlungsablauf

Jetzt, da die Therapie der Trigeminusneuralgie mittels der „Neuen Schmerztherapie nach Ullrich“ beschrieben worden ist, andererseits auch die Colon-Hydro-Therapie ausführlich abgehandelt worden ist, muss man beide Therapien nur noch verknüpfen.
Wir beginnen mit der CHT. Nach Beendigung der Akut- bzw. Verschlimmerungsphase, das ist um die 12.-15. Behandlung herum, beginnen wir parallel dazu mit der Trigeminus-Behandlung. Vorteilhaft ist es, die Trigeminus-Behandlung vor der jeweiligen CHT durchzuführen.

Während der Patient die Colon-Hydro-Therapie durchführen lässt, verschwinden die Nebenwirkungen der Procain-Injektionen. Zu den immer vorkommenden Nebenwirkungen gehört:

- die Taubheit und Gefühllosigkeit an den Einstichstellen, denn Procain, Lidocain oder Meaverin sind auch Lokalanästhetika, also gleichzeitig Schmerzmittel, deren Wirkung lokal um die Einstichstellen herum begrenzt ist. Das hat den Vorteil, dass die Injektion nur während des Einstichs für wenige Sekunden schmerzt. Das Taubheitsgefühl ist bei Procain-Injektionen nach 30-40 Minuten, also nach der CHT verschwunden. Gleichzeitig ist Procain aber auch ein Revitalisierungsmittel, das die „grauen Gehirnzellen“ wieder richtig arbeiten lässt.

Der Patient kann dann nach der CHT wieder beruhigt nach Hause fahren, ohne die Beendigung der Nebenwirkungen abwarten zu müssen.

- Gleichzeitig kommt es häufig zur leichten Blutdrucksenkung. Nach der CHT ist aber bei Procain-Injektionen der Blutdruck wieder normal.

Hygienevorschriften beachten! Schweißstellen reinigen und mehrmals desinfizieren. Es werden im Allgemeinen 20 bis 40 CHT benötigt und etwa 8-12 Trigeminus-Therapien. Die CHT und die Trigeminus-Therapie wird optimal 1-2 x pro Woche durchgeführt.

Also: Zuerst die Verschlimmerungsphase der CHT abwarten. Diese kann 2-3 Behandlungsintervalle andauern. Danach beginnt die Trigeminus-Therapie, bei der es nach der Fuß-und Handbehandlung auch eine Reaktion gibt. Aber hier ist die Verschlimmerung mit der erneuten Injektions-Therapie sofort beseitigt. Die Injektion wird mit einer 0,3er oder 0,4er Kanüle (Nadel) durchgeführt. Das ist eine sehr dünne Dentalnadel.

Es können noch andere Therapien während der CHT mit einfließen, wie die entsprechende Organbehandlung oder bei starken psychischen Konflikten die entsprechende homöopathische Hochpotenz. Das Weglassen der unverträglichen Nahrung gehört ebenso dazu.
Ein ganz wichtiger Punkt ist die Beseitigung der Histaminose (Pseudoallergie) durch die CT. Es sind allerdings bis 50 Behandlungen notwendig. Die CHT beeinflusst also bezüglich der Migräne
Die Pseudoallergie (Histaminosen):

- teilweise Verspannungen
- psychische Probleme
- Allergien
- teilweise Bluthochdruck
- Blähbauch
- Verstopfung

Selbsthilfe bei einer akuten Migräne

Hier hilft ein Einlauf, noch besser, das Weglassen der unverträglichen Nahrungsmittel. Zudem können jeweils an beiden Füßen an den entsprechenden Stellen die zwei kleinen Zehen behandelt werden, das schmerzt, aber hilft. Auch die Handpunkte sollte man mit einem harten Gegenstand massieren. Achten Sie darauf, dass kein blauer Fleck (Hämatom) entsteht! Das verschlimmert wieder. Die Massage an den Füßen führt man am besten mit dem Daumen durch.

Ganz allgemeine Verhaltensmaßregeln sind:

- Die Essensgewohnheiten auch an Wochenenden beibehalten. Die unverträglichen und migräneauslösenden Nahrungsmittel meiden.
- Durch „autogenes Training“ oder homöopathische Hochpotenzen gelassener werden und jeden Tag ausgeglichen beginnen.
- Regelmäßige Arbeits- und Schlafzeiten sorgen für Ausgeglichenheit ohne Hektik.
- Unerfreuliche Probleme sofort erledigen und nicht auf die „lange Bank“ schieben. Das belastet nur zusätzlich.
- Bei Arbeitsüberlastung diverse Tätigkeiten an andere Mitarbeiter oder Familienmitglieder delegieren.
- Treiben sie Ausdauersport, keinen Leistungssport z.B. Schwimmen, Fahrradfahren, Reiten, Joggen.
- Planen sie regelmäßige Pausen in ihren Tagesrhythmus ein, damit es nicht zu „geistigen Spitzenzeiten“ kommt.

Fazit: Migräne und Trigeminusneuralgien sind heilbar. Aber wir haben leider zu wenig Erfahrungen bei postoperativen (nach einer Operation) Migräne- und Trigeminusschmerzen.

Nachwort

Mit der Colon-Hydro-Therapie und der Neuen Schmerztherapie nach Ullrich sowie mit der sanften Rheumatherapie mit Theracell- oder Rehatrongerät sind uns zusätzlich zu den vielen anderen naturheilkundlichen Behandlungsmethoden neue, durchschlagende Waffen bei der Behandlung chronischer Krankheiten in die Hand gegeben worden. Sie ist keine Wunderwaffe, doch ein scharfes Schwert.

Aber Vorsicht: Wir müssen uns vorher immer überlegen und auch nachfragen, ob der Patient überhaupt in die Akutphase kommen darf und will!

Die CHT regt den Körper an, sich selbst zu heilen. Über die Akutphase kommt es zur Reaktion des Körpers. Dann setzt erst die Heilphase ein. Aber kann der geschwächte Körper des Kranken dies überstehen? Oder wird der Verfall von Geist oder Körper nur beschleunigt? Information und Erfahrung des Therapeuten sind immer unabdingbar. Nach Ermittlung aller möglichen naturheilkundlichen und schulmedizinischen Parameter sollte abgewägt und der Patient informiert werden.

Wenn wir diese genannten Behandlungen, die Kombination von Neuer Schmerztherapie, CHT, der sanften Rheumatherapie und medikamentöser Begleitbehandlung beherrschen, werden wir erfolgreich in der Migräne und Trigeminusneuralgie sein.

Erfolg spricht sich herum. Wir leben nicht vom Dauerpatienten, sondern von gesund gewordenen Patienten und dessen Mundpropaganda.

Und wir sind glücklich, wenn es wieder gelungen ist, einen Patienten von diesen Schmerzen zu befreien, ohne dass er zeitlebens Medikamente nehmen muss, die teilweise gefährlich und oft körperschädigend wirken.

Praxisfälle

Von den vielen genesenden Migränepatienten möchte ich auch hier zwei typische Fälle hervorheben.

Fr. K. aus Remscheid, 32 Jahre alt.
Seit 6 Jahren leidet sie vor der Regel unter einer drei Tage anhaltenden Migräne (regelbedingte Migräne). Eine halbe Stunde vor dem Anfall begannen die Augenprobleme. Sie sah alles verschwommen und wusste, es geht los. Drei harte Tage, in der sie trotz stärkster Migräneattacken zur Arbeit ging. In der „Aurazeit" nahm sie sofort mehrere Schmerztabletten wie ASS oder Aspirin. Manchmal trat die Migräne dann nicht erst auf, manchmal war die Migräne schwächer, manchmal halfen die Schmerztabletten gar nicht. Wir therapierten bei ihr nur die Trigeminusneuralgie an rechter Hand und rechtem Fuß. 12 x, 2-3 x pro Woche. Selbst ein Jahr später trat die Migräne nicht mehr auf. Aber nach einigen Wochen kam es zu Spannungskopfschmerzen. Nach erneuten 6 Behandlungen behandelten wir erfolgreich die Ursache, Fibromyalgien an Brust und Rücken (siehe Buch „Neue Schmerztherapie"). Sie lebt jetzt ohne Angst vor Schmerzen.

Fr. B. aus Remscheid, 52 Jahre alt.
Die Patientin hatte so starke und drei Tage anhaltende Migräne, dass sie mit 52 Jahren vorzeitig aus dem Schuldienst entlassen wurde und in den Vorruhestand trat. Die Migräne trat 4 x pro Monat immer nur dienstags auf. Monate nachdem sie in den Vorruhestand getreten ist, trat die Migräne unverändert weiterhin immer nur dienstags auf. Wir führten 42 CHT durch. Sie überstand eine starke Akutphase, die nach der 14. Behandlung auftrat. Nach der 30. Behandlung kam es zu einer leichteren Akutphase. Sie ist heute vollkommen schmerzfrei. Das ist jetzt fünf Jahre her. Nur ein Problem hat sie behalten. Immer dienstags setzt für einen Tag eine große Müdigkeit ein. Am nächsten Tag ist diese dann wieder verschwunden. Hier reichte allein die CHT zur Behandlung aus. Aus Angst vor Rückschlägen lässt sie aber jedes Jahr 10 CHT in einer Serie durchführen.

Krankheitsverlauf einer Trigeminusneuralgie - Dauer 25,5 Jahre mit Unterbrechungen: Herr B. aus Volmarstein.
„Im Herbst 1978 wurde ich in einer Klinik am Kiefer wiederholt operiert. Nach der letzten Operation stellten sich fast unerträgliche Schmerzen ein und der Arzt stellte eine Verletzung des Trigeminusnervs fest. Die Schmerzen erreichten ein unerträgliches Maß und sind sporadisch immer wieder mehr oder weniger heftig aufgetreten. Alle ärztlichen Konsultationen brachten keine Hilfe. Jahrelang sind wir von einem Arzt zum anderen gegangen aber niemand wusste Rat. Nach der Aussage der Ärzte gibt es keine Hilfe.
Ein bekannter Professor, der regelmäßig Trigeminusoperationen durchführt, warnte mich im Blick auf das vorhandene Risiko, die große Operation durchzuführen. Er forderte mich auf, soviel wie möglich mit Schmerzmitteln, wie Neurontin, zu versuchen. Selbst diese Schmerztabletten brachten keine Hilfe – auch nicht in der ganz hohen Dosis. Auch verschiedene Heilpraktiker konnten keinerlei Hilfe bringen, letztlich auch nicht die Akupunktur. Vor kurzem wurde ich auf Herrn Ullrich, Heilpraktiker in Lüttringhausen, aufmerksam gemacht und hatte eigentlich keinen Mut mehr, ihn überhaupt noch aufzusuchen, weil ich es sowieso als vergeblich ansah. Doch: welche Überraschung! Nach nur 5 Behandlungen waren die Schmerzen nicht mehr vorhanden. Das Glück der Schmerzfreiheit nach so viel Jahren Not und großer Not ist nicht zu beschreiben. Wir sehen darin die Güte Gottes, der Herrn Ullrich die Fähigkeit gegeben hat, in einer ausweglosen Lage Hilfe zu leisten, die wirkte. Für alle anderen war nur noch der Rat der Operation, wobei im Hintergrund immer die Warnung des eigentlich in der Praxis geschulten Professors bestehen blieb. Gott gilt unser Dank, aber auch Herrn Ullrich, der in seinem Forschen und in seiner Sorgfalt Großes geleistet hat.“

Herr L. aus Recklinghausen, 56 Jahre alt
„Seit Jahren hatte ich des öfteren Kopfschmerzen. Die Schmerzen und damit verbundenen Probleme nahmen immer mehr zu. So verkürzten sich ständig die Abstände der Tage, an denen ich vor Kopfschmerzen nicht aufstehen konnte. Ich wagte an solchen Tagen kaum zu atmen, verspürte ich doch jeden Herzschlag mit einem pochenden Schmerz hinter dem rechten oder linken Auge. Extrem waren die Tage, an denen

ich früh morgens vor Kopfschmerzen wach wurde. Meistens kam dann noch hinzu, dass ich mich auch noch übergeben musste. In solchen Situationen hatte ich das Gefühl, mein Kopf würde auseinander platzen. In den letzten zwei Jahren kamen zu diesen Beschwerden auch noch massive Kreislaufbeschwerden hinzu. Der kalte Schweiß rann nur so an meinem Körper herunter. Zu guter Letzt konnte ich fast davon ausgehen, dass ich an einem Tag der Woche bis nachmittags vor Kopfschmerzen und den damit verbundenen Beschwerden im Bett ruhig und möglichst dunkel liegen bleiben musste.

Da ich selbst als Ursache der Kopfschmerzen meinen Rücken – genauer: die Wirbelsäule – ausmachen konnte, suchte ich einen Orthopäden auf. Er stellte fest, dass mein gesamter Rücken genügend Bewegungsfreiheit hat, aber die Muskulatur infolge einer Schreibtischtätigkeit „verkümmerte". Mehrmals renkte er mir eine Reihe von Wirbeln ein und verordnete ein Rückenaufbautraining, das ich ca. ein Jahr lang absolvierte. Hierdurch gingen die Beschwerden zurück, jedoch konnte von einem Ende aufgrund von immer wieder auftretenden Problemen mit der Halswirbelsäule keine Rede sein. Immer wieder wurde ich durch die Kopfschmerzen und die damit verbundenen Begleiterscheinungen „aus dem Verkehr" gezogen. Nachdem auch mehrfach Besuche, Veranstaltungen usw. abgesagt werden mussten, bekam ich von meiner Frau zum Geburtstag einen „Gesundheitsscheck" bei Herrn Ullrich geschenkt. Bei der Eingangsuntersuchung sagte er zu mir, dass er die Verspannungen in meinem Rücken mit der „Neuen Schmerztherapie nach Ullrich" behandeln wolle. Nach einigen Behandlungen würden sich zunächst die Beschwerden verschlimmern und anschließend sei ich schmerzfrei. Und ein für mich optimales Highlight nebenbei: Ich könnte anschließend auch wieder besser sehen.

Nach diesen Aussagen bzw. Versprechungen schaute ich Herrn Ullrich misstrauisch an. Ehrlich gesagt: Meine Skepsis steigerte sich nach den vielen, sicherlich gut gemeinten ärztlichen Bemühungen im Rahmen der Schulmedizin.

Die erste Behandlung stand an. Nachdem ich mich auf der Liege ausgestreckt hatte, drückte Herr Ullrich mit dem Akupunktur Such- und Therapiegerät (nachfolgend „Gerät" genannt) in die Zwischenräume der einzelnen Zehen beider Füße. Machte das Gerät durch ein akustisches Signal auf sich aufmerksam, drückte er es gezielt auf den betreffenden Punkt. Der Druck erzeugte an der betreffenden Stelle starke Schmerzen. So suchte er die einzelnen Zwischenräume der Zehen ab und setzte das Gerät jeweils entsprechend an. Bei jedem Absetzen des Gerätes galt: Es ist schön, wenn der Schmerz nachlässt. Ganz nebenbei wurde es mir durch die Therapie heiß. Was ich nicht für möglich hielt: Schon nach der ersten Behandlung besserte sich das Sehvermögen, ja ich erkannte alles einfach brillanter. Für die Qualen mit dem Gerät mussten nach den Füßen stets noch die Handinnenflächen und anschließend die Kniekehlen herhalten. Die Therapie war so lange erforderlich, bis dass das Gerät ohne Schmerzen durch den Druck zu verursachen, angesetzt werden konnte. Nachdem die Druckpunkte an den Füßen, Händen und Knien nicht mehr schmerzhaft waren, ging Herr Ullrich die Behandlung des durch einen Skiunfall in den 1960'er Jahren lädierten linken Kniegelenks an. Dessen Bewegung war seit der Punktion eingeschränkt, ab und zu blockierte das Gelenk. Hier stellte Herr Ullrich mit dem Gerät lediglich die kritischen Punkte fest und setzte anschließend an den betreffenden Stellen eine Spritze.

Nach der Schilderung des Verlaufs der Behandlung nun zum Ergebnis: Nach acht Therapien und der prognostizierten anfänglichen Verschlimmerung fühle ich mich sehr wohl und habe keinerlei Probleme mehr mit Kopfschmerzen und den anderen geschilderten Beschwerden. Mein Sehvermögen hat sich deutlich gebessert, und ich habe das Gefühl, dass mein ganzer Körper entspannter ist. Dabei mache ich nebenbei auch die Feststellung, dass die Mundwinkel nicht mehr nach unten zeigen und somit eine lediglich nach außen scheinende Verbitterung oder wie auch immer – die im übrigen nicht bestand – sich in einen zufrieden dargestellten Gesichtsausdruck gewandelt hat. Schließlich hat mein lädiertes linkes Kniegelenk nach langer Zeit eine bessere Dehnung und Streckung erhalten. Blockaden sind auch nicht mehr aufgetreten.

Zusammenfassend kann ich feststellen, dass die Behandlung durch Herrn Ullrich zu dem angekündigten Erfolg geführt hat. Herzlichen Dank! Meine anfängliche Skepsis gegenüber dieser Behandlungsmethode und das alleinige favorisieren der Schulmedizin waren jedenfalls nicht berechtigt."

Abschluss

Schulmedizinisch ist die Migräne eine Erkrankung, die durch medizinische Maßnahmen nicht heilbar ist. Für die Naturheilverfahren gilt das natürlich nicht. Die leben nur vom Erfolg. Schulmedizinisch beschränkt sie sich deshalb auf Linderung und Reduzierung des Schmerzes mittels Pillen. Es stimmt schon traurig, dass 100.000de Mediziner, Chemiegiganten mit ihren Forschungszentren so hilflos sind, auf der anderen Seite werden von den meisten Medizinern und erst recht den Pharmafirmen, erfolgreiche, natürliche Therapien nicht wahrgenommen oder verschwiegen. Zum Schaden des Patienten.

Je mehr Migräniker, desto mehr Pillen werden verkauft. Je mehr Pillen verkauft werden, desto größer der Gewinn. Markwirtschaftlich ja richtig. Der Mensch als Verbrauchsgut. An Therapien verdient keine Firma. Also lässt man leiden. Und die Gesundheitsminister klatschen dazu.
So könnte man das sehen. Oder sehe ich etwas falsch?
Ein Anästhesist rief mich einmal an und fragte, was man bei diesen Schmerzen machen könne. Ich antwortete entsprechend und er meinte: „Das geht nicht. Wenn sie gesund ist, verliere ich sie als Privatpatienten."

Wer bringt den Arzt um sein tägliches Brot?
a) die Gesundheit
b) der Tod
Drum lässt er uns, damit er lange lebe,
immer etwas in der Schwebe
Eugen Roth

Unsere Welt der Gesundheit ist aus dem Ruder gelaufen. Lobbyisten und Kaufleute bestimmen in der Medizin bei chronischen Krankheiten die Richtung. Es ist ein Milliardengeschäft. Erfolge der „Kurpfuscher und Handaufleger" werden mitleidig belächelt. Dabei merken viele nicht, dass die Geschichte an ihnen schon lange vorbeigezogen ist. Deshalb sind heute die meisten Praxismediziner austauschbar. In der Zukunft wird auch bei Medizinern der Erfolg neu definiert werden. Ich hoffe, es geht Ihnen wie den Heilpraktikern. Wer heilt hat Recht!

Seminare zur Diagnostik und Therapie

Es geht um das rationelle Erlernen der verschiedenen Behandlungssysteme:

- Die Schmerztherapie nach Ullrich als eine neue Form der Neuraltherapie. Durch das schnelle Auffinden der Punkte und das rationelle Spritzen kann diese Therapieform in wenigen Stunden erlernt werden.
- Die sanfte Rheumatherapie nach Ullrich. Das Beherrschen dieser einfachen Behandlung ist oft Voraussetzung für das Gelingen der übrigen Behandlungen.
- Die Rheumatherapie nach Brügger. Das Erlernen dieser Behandlung dauert im Normalfall wesentlich länger, aber durch schnelles Austesten kann diese Behandlung in wenigen Stunden erlernt werden. Wichtig ist für jede Behandlung, dass man das System, Ursache und Wirkung, verstanden hat.
- Spezielle Trigeminus-Behandlung. Wird in dieser Zeit mit einigen praktischen Beispielen gezeigt.
- Colon-Hydro-Therapie

Jede Behandlung wird zunächst diaunterstützt gezeigt, später am Patienten trainiert. Seminare: 2 x pro Jahr. Alle diese Behandlungen werden bei uns seit Jahren durchgeführt, und der Erfolg ist immer wieder verblüffend. Inzwischen verändert sich unsere Praxis langsam zu einem Schmerztherapiezentrum. Alle Behandlungen können mit Injektionsgerät und Procain, Laser, monochromatischem Licht, Finger- bzw. Daumenmassage, Schmerzdecoder, Akupunkturnadel, Akupunktursuch- und Therapiegerät durchgeführt werden. Auch das wird vorgeführt. Was wird in diesen Seminaren gezeigt?

- erlernen der Schmerztherapie, der neuen Rheumatherapie, der Brügger-Therapie,
- theoretische Ausbildung über Diaprojektion,
- praktische Übungen alle 5 Therapierichtungen,
- erlernen des Wesens und des Funktionsschemas jeder Therapie,
- Anwendungsbereiche und Zusammenspiel der Therapien werden gezeigt, am Patienten werden die Therapien mit den unterschiedlichsten Anwendungstechniken vorgeführt,
- praktische Übungen vervollständigen das Seminar.

Mit diesen Seminaren werden Heilpraktiker und Ärzte angesprochen, also Therapeuten, die alle Injektionen setzen dürfen. Zusätzlich können Physiotherapeuten und Heilpraktikerschüler diese Therapien ohne Injektionstechnik erlernen. Seminarkosten und Übernachtungen auf Anfrage. Heute reicht das Beherrschen von Akupunktur und Chiropraktik einfach nicht mehr aus. Erfolgreich therapieren heißt: schmerzfrei ohne Medikamente bzw. Medikamente nur in der Behandlungsphase.

Seminarplan und Adressen

Manfred A. Ullrich
Herbringhauser Straße 12
42899 Remscheid
Tel. und Fax 02191/50846
www.heilpraktiker-ullrich.de

Verband der „Freien Colon-Hydro-Therapeuten e.V."
Vorsitzender Manfred A. Ullrich, Heilpraktiker
Herbinghauser Straße 12
42899 Remscheid
Tel. und Fax 02191/50846
www.fcht.de

Seminarplan
Colon-Hydro-Therapie
- 3. Sonntag im März
- 3. Sonntag im Oktober

„Neue Schmerztherapie nach Ullrich"
Nichtinvasive-Induktionstherapie
Selbsthilfe für Betroffene und Angehörige:• 4. Sonntag im März
- 4. Sonntag im Oktober

Teilnehmerzahl: mind. 5 Pers., max. 8 Pers.
Veranstaltungsort: Praxis Manfred A. Ullrich

Literaturverzeichnis

Pschyrembel, klinisches Wörterbuch (ISBN 3-11-015676-8)
Prof. Dr. med. Hartmut Göbel, Kursbuch Migräne (ISBN 3-517-06674-5)
Wolf-Dieter Gerber, Kopfschmerz und Migräne (ISBN 3-442-16255-6)

Glossar

Cluster	Haufen
Clusterkopfschmer	Bing-Horton-Syndrom
CT	Computer-Tomographie, Schichtröntgenverfahren
Emeticum	Medikament, welches Erbrechen verhindert
Fibromyalgien	Muskel- und Sehnen-Ansatzreizungen
frappierend	überraschend
Glutamat	Geschmacksverstärker
Häufigkeit	Inzidenz
Histamin	biogenes Amin in Gewebemastzellen
HIT	Hochenergetische Impulstherapie (Fa. Teracell)
Idiopathisch	Ursache unbekannt
Lipoedeme	durch Fette entstandenes Ödem, meist am Gesäß und an den Beinen
Menstruation	Menses, monatliche Regelblutung, Periode
MRT	Röntgen ohne Röntgenstrahlen, stattdessen werden Magnetfelder verwendet
Myelinscheiden	Nervenhülle
Neuralgie	Nerven-Schmerz-Syndrom
NIIT	Nichtinvasive Induktionstherapie (Fa. Rehatron)
pathologisch	krankhaft, krankmachend
percutan	durch die Haut
Pons	der Brückenwinkel im Gehirn
progredient	sich steigernd
Regeneration	Erholungsphase
Restless-Leggs-Syndrom	Krankheit durch ständig unruhige Beine
Synapse	Nervenenden, Übertragungsstelle von einem Neuron zum anderen
Tinnitus	Ohrgeräusch
Transmitter	chemischer Überträgerstoffe
Trigeminus-Nerv	dreiästiger Hirn- und Gesichtsnerv
Triggerfaktor	Auslöse-Faktor
Tyramin	Gewebshormon, welches den Blutdruck steigert

„Das Fibromyalgien-Syndrom (FMS) – Schmerzen ohne erkennbare Ursachen"

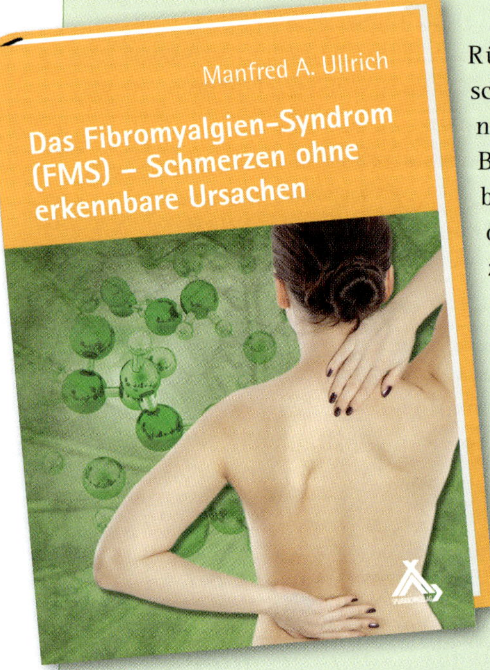

Rückenschmerzen, Schulterschmerzen, Drehschwindel, Spannungskopfschmerz, Herzrasen, Bauchkrämpfe, Brustschmerzen, bei Belastung körperlicher Art oder seelischer Art, ständig oder zeitweise bei Aufregung ohne erkennbare Ursache. Keine Untersuchung kommt zu einem Ergebnis. Man fühlt sich als Simulant und wird auch häufig so hingestellt. Keiner glaubt einem. Alle Untersuchungsergebnisse sind negativ. Und da kommt Einer aus der Erfahrungsheilkunde und sagt: „Kein Problem. Sie können selbst feststellen, ob es sich vielleicht um eine FSM handelt. Ja, Sie können sich sogar selbst behandeln." – „Soll ich das glauben?"

Wenn Sie das Buch gelesen haben, sehen Sie wieder einen Weg aus der Zwickmühle, ein Licht am Ende des Tunnels. Es werden mehrere Therapien aufgezeigt. Sie können entscheiden, was für Sie die richtige Behandlung ist. Es liegt in Ihrer Hand. Gesundheit hebt das Selbstwertgefühl und macht das Leben erst lebenswert, Krankheit verursacht Disharmonie. Im Alter ist doch die Lebensqualität entscheidend. Und dieses Buch will die Möglichkeiten dazu aufzeigen.

(ISBN 978-3-88778-373-0)

„Schmerzfrei durch die Nichtinvasive Induktionstherapie (NIIT) – Eine konkurrenzlose Weltneuheit"

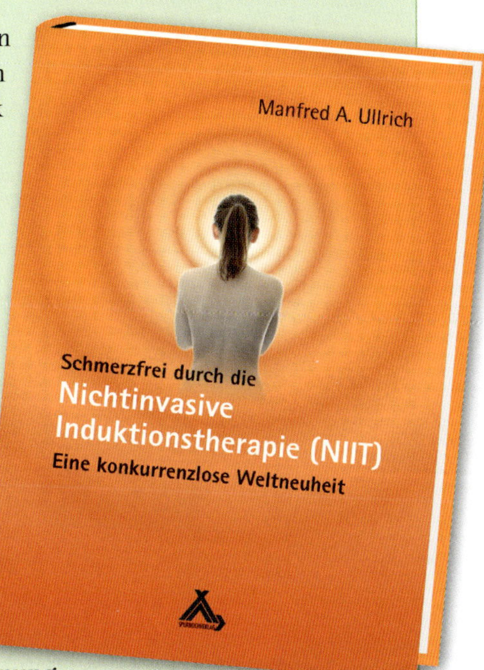

Ungefähr 40 Millionen Menschen sollen angeblich in Deutschland in irgendeiner Form chronisch krank sein. Mit der Colon-Hydro-Therapie behandeln wir systemische Krankheiten und den extrazellulären Raum (Nahrungsbereitstellung und Abfalltransport). Mit der Nichtinvasiven Induktionstherapie können wir die Zellwand durchschlagen und die kranke Zelle wieder regenerieren, ob sie will oder nicht.

Die Arthrosezelle hat noch 40-50 mV Zellspannung, die Arthritiszelle 50-70 mV, die Krebszelle 15-20 mV, die gesunde Zelle 80-100 mV Zellspannung. Durch die NIIT kann der Zellverband wieder richtig ernährt und aufgebaut werden. Das ist logisch, das ist neu. Das lässt viele chronisch Kranke wieder hoffen.

Einsatzgebiete sind Fibromyalgien, Arthrosen, Arthritis, Augenerkrankungen, Sportverletzungen, Karpaltunnel-Syndrom und viele mehr.

(ISBN 978-3-88778-338-9)

„Chronische Krankheiten durch Colon-Hydro-Therapie erfolgreich behandeln"

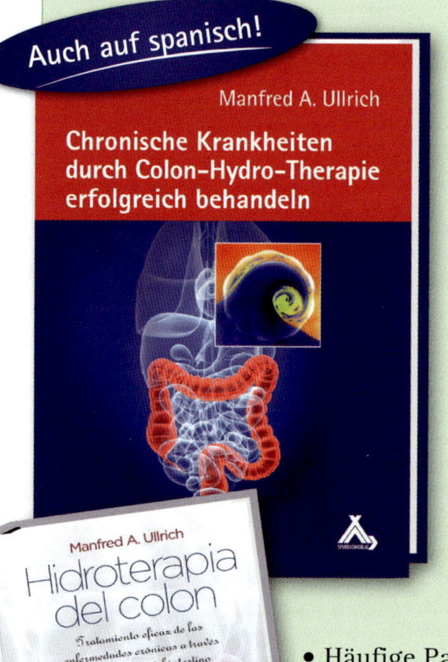

Mit der Colon-Hydro-Therapie ist man erstmals in der Lage, alle Schlacken aus dem Darm zu lösen und abfließen zu lassen. Wenn alle Rückstände entfernt sind, verschiebt sich der Säure-Basen-Haushalt des Darms ins Basische. Dadurch gehen auch alle schädlichen Pilzkulturen im Darm zugrunde und werden mit den Entzündungsbakterien ausgeschieden.

- Eine Therapie der Zukunft
- Der Dickdarm
- Acidosen
- Pilzerkrankungen
- CHT in der täglichen Praxis
- Häufige Patientenfragen
- Therapiekonzept anhand von typischen Fallbeispielen
- Neue Erkenntnisse zur CHT
- Colon-Hydro-Therapie und Zahnsanierung

Manfred A. Ullrich ist Heilpraktiker und hat in seiner Praxis neue Wege in der Allergiebehandlung beschritten, die er in diesem Buch darstellt. Er ist Gründer und 1. Vorsitzender des Verbandes der Freien Colon-Hydro-Therapeuten e.V.

deutsch (ISBN 978-3-88778-357-0)
spanisch (ISBN 978-84-15968-04-7)